Hèla Ben Jmaà
Rania Hammami
Nesrine Ghorbel

Insuficiência mitral aguda após comissurotomia percutânea

Hèla Ben Jmaà
Rania Hammami
Nesrine Ghorbel

Insuficiência mitral aguda após comissurotomia percutânea

ScienciaScripts

Imprint

Cover image: www.ingimage.com

This book is a translation from the original published under ISBN 978-620-6-71774-4.

Publisher:
Sciencia Scripts
is a trademark of
Dodo Books Indian Ocean Ltd. and OmniScriptum S.R.L publishing group

120 High Road, East Finchley, London, N2 9ED, United Kingdom
Str. Armeneasca 28/1, office 1, Chisinau MD-2012, Republic of Moldova, Europe
Printed at: see last page
ISBN: 978-620-8-25351-6

Insuficiência mitral aguda após comissurotomia percutânea

I- Introdução :

A febre reumática aguda (FRA) continua a ser uma doença comum nos países em desenvolvimento.

Na Tunísia, a incidência da RAA tem vindo a diminuir de forma constante. Esta melhoria epidemiológica está ligada ao programa nacional de luta contra a RAA, que há muito é considerada um grave problema de saúde pública.

A doença valvular reumática, principalmente a estenose mitral, é um problema importante em França.

A comissurotomia mitral percutânea é o tratamento de escolha para o estreitamento puro (RM). Permite a remoção do obstáculo com menor morbilidade e mortalidade e menos danos do que as técnicas cirúrgicas.

No entanto, pode ser complicada por insuficiência mitral aguda (IM) que requer cirurgia de emergência.

O escore de Wilkins é um escore ecocardiográfico semi-quantitativo proposto por Wilkins et al [1]. Consiste em quantificar de 1 a 4 a gravidade da alteração dos quatro parâmetros seguintes:

- A mobilidade da válvula (Wilkins 1) é estudada no eixo longo do paraespinhal esquerdo (PSGGA) e nas secções apicais das 4 cavidades. É classificada de 1 a 4.

- O aparelho subvalvular (SVA) (Wilkins 2) é estudado principalmente na secção apical de 2 cavidades, mas também na secção PSGGA. É classificado de 1 a 4.

- Espessamento valvular (Wilkins 3): nas secções PSGGA e eixo curto paraesternal esquerdo (PSGPA). É graduado de 1 a 4.

- Calcificação valvular (Wilkins 4): principalmente nas secções

PSGGA e PSGPA. É classificada de 1 a 4.

A pontuação final é obtida a partir da soma das pontuações individuais e varia entre 4 e 16.

As etapas do procedimento de dilatação são (Figura 1):

- Cateterismo cardíaco direito e esquerdo

- Cateterização trans-septal: é uma etapa fundamental que determina se o procedimento pode prosseguir e comporta um risco de complicações, nomeadamente hemopericárdicas. É efectuada com a agulha de Brockenbrough.

Esta etapa de atravessamento do septo atrial é seguida de uma injeção de 1 mg/Kg de heparina, não devendo exceder 50 mg.

- É introduzido um guia na bainha de Mullins através da veia femoral direita, com uma extremidade muito flexível que se enrola na aurícula esquerda.

- A bainha é retirada e o dilatador 14 F é colocado na guia, dilatando o local da punção femoral e o septo.

- Depois de o dilatador ter sido removido e o tubo inserido no lúmen central do cateter balão e bloqueado no lugar, o cateter é avançado sobre a guia e através do septo.

- Quando a ponta do balão estiver próxima do teto da aurícula esquerda, retirar o tubo 2 a 3 cm.

- Remoção simultânea do tubo e da guia e insuflação parcial do balão

- Após a colocação do guia J, a válvula mitral é cruzada e é efectuada uma insuflação parcial para confirmar a sua posição correta através do aparecimento das indentações comissurais.

- Insuflação completa por injeção manual seguida de esvaziamento imediato, com duração média de 5 a 6 segundos, com hipotensão e extrassístole ventricular por insuflação.

- Monitorização hemodinâmica do resultado.

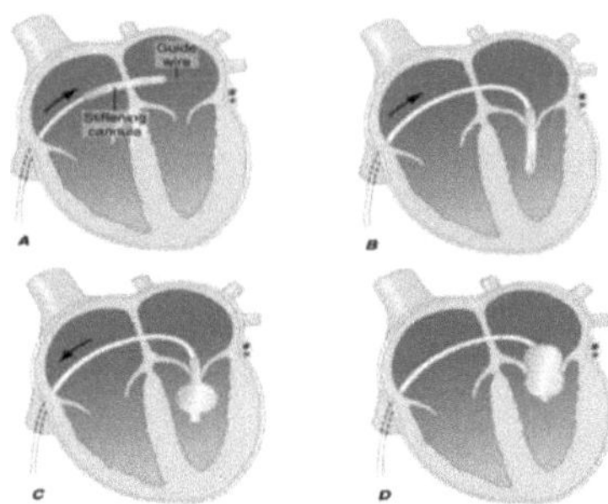

Figura 1: Esquema da valvuloplastia percutânea transvenosa [2].

A pontuação ASA deve ser determinada. Trata-se de uma pontuação utilizada para exprimir o estado de saúde pré-operatório de um doente. É utilizado para avaliar o risco anestésico e para obter um parâmetro preditivo de mortalidade e morbilidade perioperatória [3].

O EuroSCORE II, ou Sistema Europeu de Avaliação do Risco Operatório Cardíaco, foi desenvolvido pela Associação Europeia de Cirurgia Cardiotorácica. Trata-se de um escore único para todos os tipos de cirurgia cardíaca [4,5,6].

A operação é efectuada sobre um enxerto de bypass com a aorta bloqueada. O objetivo da cirurgia de bypass, que é uma máquina artificial coração-pulmão, é substituir temporariamente as funções de bombeamento e hematose desempenhadas pelo coração e pulmão, respetivamente. Assim, é possível abrir as câmaras cardíacas e realizar a cirurgia num coração parado e sem sangue [7].

II- Caraterísticas epidemiológicas dos doentes :

1- Idade :

A idade média da PMCD na Tunísia é jovem, o que se explica pela predominância da febre reumática [8]. Na literatura, a idade média é superior [9, 10].

Na série de Ruiz et al [9], a idade média foi de 49 anos, e na série de Lung et al [10], a idade média foi de 45 anos.

2- Género :

A predominância de doentes do sexo feminino tem sido encontrada em várias séries em todo o mundo [11]. Isto está relacionado com o facto de a febre reumática ser a principal etiologia e de a AAR predominar em doentes do sexo feminino.

III- Resultados imediatos do procedimento :

1- Sucesso processual:

[2]O sucesso do procedimento de comissurotomia percutânea é definido por alguns autores como a obtenção de uma área de superfície mitral maior que 1,5 cm na ausência de insuficiência mitral maior que grau II [12].

Outros autores definem o sucesso do procedimento por um ganho de área de superfície de 50% em relação à área de superfície inicial, ou uma área de superfície mitral maior que 1 cm2 /m2 de área de superfície corporal. Outros definem o sucesso como a abertura de pelo menos uma comissura.

A taxa de sucesso do procedimento varia de 75 a 98%, dependendo da série [13, 14, 15, 16].

2- Complicações imediatas:

As possíveis complicações durante este procedimento são :

- Insucesso do procedimento: varia entre 1 e 15%, dependendo da série [17].

- Óbito: A taxa de mortalidade da dilatação mitral percutânea varia de 0,5 a 4% [18]. A principal causa de morte é o tamponamento por perfuração do VE.

- Hemopericárdio e tamponamento: É a complicação mais grave. Sua incidência varia de 0 a 2%, dependendo da série [19]. Ocorre freqüentemente durante a fase de punção trans-septal.

- Embolias sistêmicas: Na literatura, os acidentes embólicos ocorrem com uma freqüência que varia de 0 a 5% [18,20,21,29]. São principalmente acidentes vasculares cerebrais (AVC), causados por migração de trombo intra-atrial esquerdo, rutura de balão mal purgado ou migração de coágulo formado sobre o balão.

- Insuficiência mitral aguda: É a complicação mais freqüente na DMPC. O presente estudo centra-se nesta complicação.

IV- Insuficiência mitral aguda pós-procedimento :

Pode surgir de Novo, ou pode resultar do agravamento de um enfarte pré-existente.

1- Incidência :

Enquanto o enfarte do miocárdio mínimo (grau I) ou moderado (grau II) é habitual após a CPMD, o enfarte do miocárdio grave (grau III ou IV) é raro e constitui uma verdadeira complicação.

A IM é moderada em 50% dos casos, enquanto que um aumento do grau é encontrado em 1/3 dos casos sem que seja observada qualquer deterioração hemodinâmica [22].

De fato, Block e Palacios [23] demonstraram redução da gravidade da IM em 53% dos casos, em pacientes que desenvolveram insuficiência mitral após valvoplastia. Eles explicam este fenómeno pelo estiramento reversível do tecido mitral durante e após a valvuloplastia e a sua cicatrização, pela cicatrização das lacerações comissurais que atingem o anel e pelo mau funcionamento reversível dos músculos papilares secundário à irritação traumática do balão.

A IM surgiu em 21% dos casos na série de Hernandez et al [24], em 24% dos casos na série de Lung et al [25], e em 21,5% dos casos na série de Ben Farhat et al [26]. Na série de Pathan et al [27], 5,5% da população apresentou IM > grau 3 pós-CPMD. Lung et al [28] demonstraram, numa revisão de todas as séries de CPMD entre 1986 e 2002, que a taxa de insucesso do procedimento diminuiu significativamente, mas que a taxa de IM permaneceu estável.

A incidência de IM grave varia de 1 a 10% na maioria das séries [12, 18, 27]. Depende da experiência da equipa. Tem sido reduzida pelo treinamento da técnica, pelo uso de balões de tamanho adequado e pela seleção dos candidatos pela análise ultra-sonográfica pré-procedimento da anatomia valvar.

Os dados da literatura estão resumidos no Quadro I.

Tabela I: Incidência de enfarte agudo grave em diferentes séries da literatura.

Autor (ano)	Número de procedimentos	Enfarte do miocárdio grave
Vahanian (1991) [29]	**600**	**3.8%**
Alfonso (1993) [30]	**288**	**7%**
Chen(1995) [31]	**4832**	**1.4%**
Padial (1996)[32]	**566**	**6.5%**
Cannan(1997) [33]	**141**	**6%**

Mueller (1998) [34]	**333**	**8.1%**
Chiang(1998) [35]	**150**	**7.3%**
Padial (1999)[36]	**117**	**11.9%**
Hernandz (1999) [24]	**620**	**5.3%**
Iung (2000) [25]	**422**	**4%**
Kang (2000) [37]	**302**	**6.6%**
Ben Farhat (2001) [38]	**654**	**4.6%**
Arora (2002) [39]	**4850**	**1.4%**
Konka (2003) [40]	**1200**	**5.2%**
Saadi (2005) [41]	**356**	**6.1%**
Jneid (2009) [42]	**876**	**9.2%**
Julio (2010) [43]	**110**	**4.54%**
Korkmaz (2011) [44]	**311**	**1.6%**

2- Mecanismos de lesão :

O mecanismo de lesão da regurgitação mitral é determinado pela ultrassonografia trans-torácica durante a dilatação mitral percutânea. Isto pode ser confirmado pela análise intra-operatória da válvula mitral.

A classificação de Carpentier da insuficiência mitral é baseada na análise do mecanismo de vazamento. Distinguem-se três tipos (Figura 2):

- Tipo I: Os movimentos valvulares são normais.

A principal lesão é a dilatação do anel, que está frequentemente associada a deformação. As perfurações e lacerações valvulares estão associadas a este tipo.

- Tipo II: Os movimentos valvulares são exagerados. O bordo livre do folheto da válvula sobressai para além do plano do anel na sístole.

As lesões em causa são a rutura ou o estiramento de cordas e a rutura ou o estiramento de pilares.

- Tipo III: Os movimentos valvulares são reduzidos por falta de abertura ou por tração excessiva das cordas.

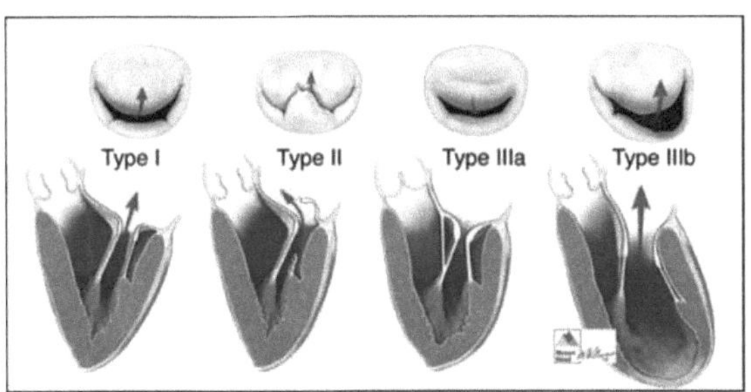

Figura 2: Classificação funcional de Carpentier da insuficiência mitral [45].

A insuficiência mitral traumática após CPMD pode ser do tipo I ou do tipo II, pois pode ser decorrente de rotura do folheto valvar anterior ou lesão do aparelho subvalvar [46].

Em uma análise pré-operatória da valva mitral, C. Acar et al [47] identificaram quatro mecanismos de vazamento mitral traumático: rutura de um pilar, rotura do folheto anterior, rotura do folheto posterior e rotura paracomissural.

Dois outros mecanismos foram descritos por outros autores: rutura do cordão e abertura comissural excessiva [48].

- Rotura de um folheto valvular: rotura não comissural (figura 3)

A maioria dos estudos constatou que a rotura valvar é o mecanismo predominante na ocorrência de fístula mitral grave após a MSC [47,48, 49, 50, 51, 52, 53, 54]. Também demonstraram que o extravasamento mitral grave ocorre após a rotura de um ou mais segmentos valvares, que paradoxalmente são os mais finos [55, 56].

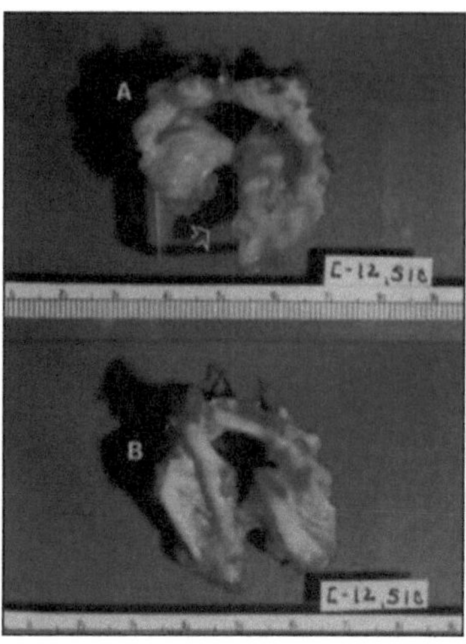

Figura 3: Peça cirúrgica de uma laceração na grande valva mitral [57].

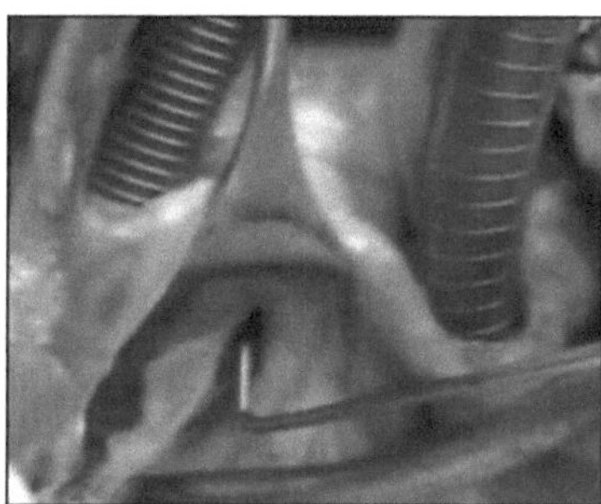

Figura 4: Rasgão na GVM no segmento A3.

Na série de Padial et al [32], 11 dos 13 pacientes operados apresentavam rotura valvar. Onze pacientes apresentaram escore Padial maior ou igual a 3 para a valva roto, indicando uma distribuição heterogênea das lesões, com a rotura envolvendo os segmentos mais finos da valva.

De facto, durante a insuflação do balão de Inoue, a pressão é exercida igualmente sobre as comissuras fundidas e sobre o resto do tecido valvular. O resultado é uma libertação comissural menos eficaz e um maior risco de rutura da válvula nas áreas menos resistentes à pressão exercida pelo balão.

As zonas mais nobres são as mais vulneráveis, especialmente :

- Se estiverem adjacentes a uma área muito espessa ou calcificada que seja resistente à pressão.

- Se estiverem adjacentes a uma comissura fundida e/ou calcificada.

- Na presença de 2 comissuras calcificadas, ambas resistentes à pressão [58, 59, 60].

Quanto mais fina for a zona vulnerável, mais fraca é. Este facto foi salientado no score Padial. Um segmento de válvula tem maior probabilidade de rutura se a sua espessura estiver entre 4 e 5 mm (pontuação 4) do que se estiver entre 5 e 8 mm (pontuação 3).

- **Rutura para-comissural anterior ou posterior:**

Lacerações paracomissurais têm sido relatadas na literatura [30,61]. Ela é vista em casos de remodelação assimétrica das duas comissuras. Neste caso, a comissura mais fina e menos calcificada é rompida. Esta rutura pode se estender ao anel mitral.

- **A quebra de uma corda:**

Vários autores [32, 33, 36, 38, 62, 63] sugeriram que a rutura de cordas é a causa de IM grave, especialmente se a rutura for acompanhada de prolapso valvar.

Existem duas causas possíveis para a falha do cabo:

- A tensão exercida num aparelho subvalvular reformulado durante a dilatação com balão.

Durante a CPMD com o balão de Inoue, após atravessar o ventrículo esquerdo, o balão distal é retirado para se ancorar na válvula mitral. Ao ser retirado, pode desviar-se do eixo do orifício ápice-mitral do ventrículo esquerdo e ficar ancorado nas cordas. A insuflação do balão proximal é acompanhada por uma ligeira subida do balão distal, que pode romper as cordas [64,65] (Figura 5).

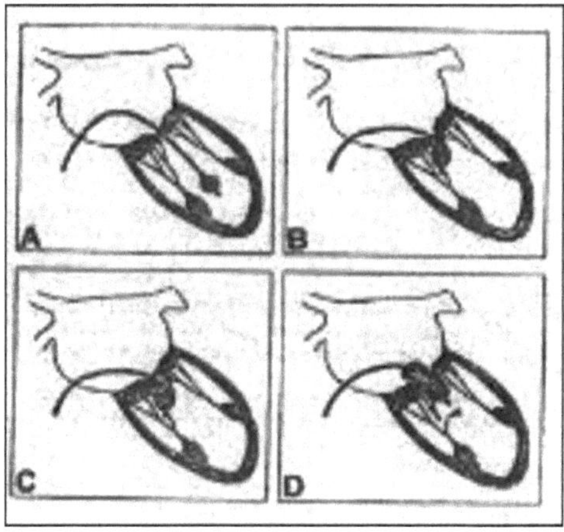

Figura 5: Mecanismo responsável pela rotura do cabo [42].

- Rutura do pilar (Figura 6)

Este mecanismo é observado em casos excepcionais [32, 66, 67, 68].

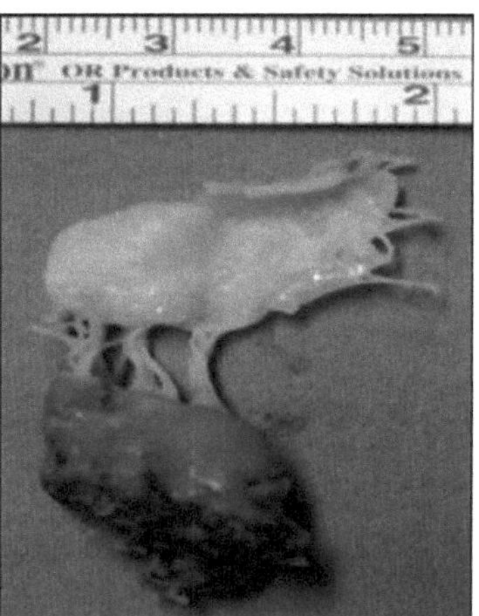

Figura 6: Peça cirúrgica de uma fratura traumática do pilar [69].

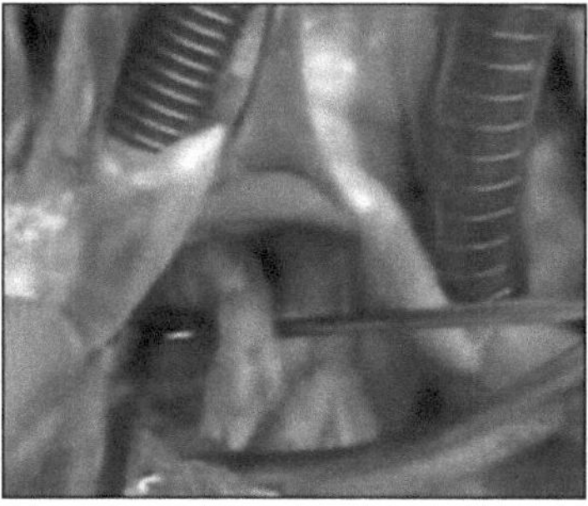

Figura 7: Remoção total do pilar posterior.

- Abertura excessiva das comissuras:

Este mecanismo é raramente descrito na literatura [63, 70, 71].

Na série de Vahanian [61], de 23 pacientes com IM traumática, a regurgitação foi causada por uma rutura para-comissural de um folheto valvar em 20 casos, por rutura de uma corda tendínea em 2 casos e por rutura de um músculo papilar em 1 caso.

Na série do ICSC [22], 2 insuficiências mitrais significativas foram devidas à rotura para-comissural junto ao anel e uma à rotura de cordas.

Na série de Varma et al [72], 23 pacientes de 1388 apresentaram IM agudo. O mecanismo em todos os casos foi devido a uma rotura valvular.

3- Factores contributivos:

A previsão do resultado do CPMD é multifatorial, baseada em critérios clínicos, eléctricos e ecográficos.

- **Comprometimento funcional:** Foi sugerido que os estádios III e/ou IV da NYHA desempenham um papel na previsão do enfarte [18, 72, 73].

- **Frequência cardíaca:** A ACFA foi identificada como um fator preditivo de enfarte em várias séries [72, 73]. Noutras séries [61, 74, 75,

76], não houve correlação.

Assim, os resultados da literatura são discordantes no que diz respeito à predição deste parâmetro na ocorrência de um vazamento mitral grave.

- **Morfologia mitral de Wilkins:** Há evidências conflitantes na literatura sobre a validade do escore de Wilkins na previsão da ocorrência de IM traumático.

Na série de Ben Farhat et al [38] de 654 pacientes, 4,6% desenvolveram IM grave: a incidência de IM grave foi de 2,8% para um escore de Wilkins < 8, 8,6% para um escore entre 9 e 11, e 10,2% para um escore > 12.

A pontuação de Wilkins > 8 foi identificada como um fator preditivo para a ocorrência desta complicação (p=0,012).

Em contraste, a maioria dos estudos concorda que o escore ultrassonográfico de Wilkins, considerado como um todo, não prediz a ocorrência de insuficiência mitral [39, 76, 77, 78, 79, 80, 81, 82].

Mueller et al [34] compararam um primeiro grupo de 22 pacientes que desenvolveram fístula mitral grave com um segundo grupo do mesmo número que não desenvolveu esta complicação. Verificaram que o escore de Wilkins tendeu a ser maior no primeiro grupo, sem atingir o limiar de significância (7,68+/- 2,34 VS 6,91+/-1,93; p=0,24). Essa limitação pode ser devida à falta de estudo da morfologia comissural com esse escore.

Padial et al [32] demonstraram que um score de Wilkins superior a 10 é um poderoso fator preditivo para a ocorrência de enfarte grave, com uma sensibilidade de 83% e uma especificidade de 100%.

Konka et al [40] verificaram que o escore de Willkins não predizia a complicação, pois não houve diferença significativa entre o grupo com IM grave e o grupo sem IM grave (8,23+/-1,9vs 7,49+/-1,5; p=0,22).

- **Mobilidade valvar:** A mobilidade valvar pode ser influenciada por calcificações, fusão comissural ou lesão do aparelho subvalvar [82]. Como resultado, raramente tem sido usada por autores para predizer a ocorrência de fístula mitral após CPMD.

Karasuski et al [83] compararam um primeiro grupo de 268 doentes jovens com um segundo grupo de 55 doentes com mais de 65 anos e não encontraram diferenças significativas na ocorrência de enfarte grave após CPMD, apesar de o segundo grupo ter válvulas menos móveis (p = 0,005).

Da mesma forma, Mueller et al [43], comparando um grupo de 22 pacientes que desenvolveram uma fístula mitral grave com um segundo grupo do mesmo número que não tinha desenvolvido uma fístula, não encontrou nenhuma diferença na mobilidade da válvula (p=0,3).

- **Espessamento valvular:** Existem poucas séries na literatura que estudaram o papel exclusivo deste parâmetro.

Mueller et al [43] não encontraram relação entre o espessamento valvar e a ocorrência de vazamento mitral grave. Por outro lado, Krasuski et al [84] verificaram que pacientes com idade superior a 65 anos tinham válvulas significativamente mais espessas do que pacientes mais jovens (p=0,001), enquanto a taxa de IM grave pós-procedimento não foi estatisticamente maior.

- **Calcificações valvulares:** Há evidências contraditórias na literatura.

Na série de Krasuski et al [84], a calcificação valvular não esteve associada à ocorrência de enfarte grave. De facto, os autores verificaram que os doentes com mais de 65 anos tinham válvulas mais calcificadas do que os mais jovens e que esta diferença era claramente significativa (p<0,0001). No entanto, não encontraram uma diferença estatisticamente significativa na taxa de enfarte grave pós-procedimento entre os dois grupos etários.
Hung et al [85], e Vahanian et al [29], verificaram que as calcificações

valvulares eram um dos factores preditivos de enfarte grave. Estes mesmos resultados foram encontrados por Iung et al [86, 87].

- **Alterações do aparelho subvalvular mitral:** O papel das alterações do ASV na predição de fístula mitral após a MSC não está bem estudado e continua a ser objeto de controvérsia. Vários escores ultra-sonográficos foram estabelecidos para avaliar o ASV; o mais conhecido e amplamente utilizado é o escore de Wilkins.

Lau et al [88] e Chen et al [89] mostraram uma correlação entre a lesão da VSA e a ocorrência de vazamento mitral.

Da mesma forma, Konka et al [49] concluíram que as alterações da ASV eram preditivas de IM grave. Na sua série de 1200 doentes submetidos a CPMD, 62 (5,2%) foram complicados por uma fuga > grau 3. Estes doentes foram comparados com um grupo do mesmo número com sucesso processual. A ASV foi significativamente mais afetada no primeiro grupo.

Na série de 566 pacientes de Padial et al [32], a ASV foi avaliada de acordo com os critérios de Wilkins. A pontuação foi significativamente maior nos pacientes que desenvolveram esta complicação.

Chen et al [89] relataram uma relação entre a severidade do dano ao ASV e a área de superfície mitral obtida após CPMD, mas verificaram que o ASV não foi um fator preditivo para a ocorrência de vazamento mitral grave. Segundo esses autores, a presença de cordas espessadas e fundidas pode predispor à sua rutura sem gerar um IM grave.

Assim, os resultados da literatura relativos ao valor preditivo da VSA são discordantes. Esta grande variabilidade de resultados tem sido associada à natureza não quantitativa e, por conseguinte, subjectiva da avaliação da VSA pela pontuação de Wilkins.

- **Morfologia mitral segundo Padial:** O escore de Padial é um escore ultrassonográfico estabelecido por Padial [32,36] para predizer a ocorrência de IM grave após CPMD, de acordo com o estado anatômico do aparelho mitral. Este score baseia-se na heterogeneidade da distribuição do espessamento valvular e das calcificações e não na sua gravidade, na simetria ou assimetria das lesões comissurais e na gravidade da remodelação da VSA.

Foi proposto pela primeira vez em 1996 para predizer IM grave após CPMD com duplo balão [32]. Os valores deste escore variam entre 4 e 16.

Em 1999, Padial et al [32] aplicaram este score numa série de 117 doentes submetidos a CPMD com o balão de Inoue. 14 doentes desenvolveram IM > grau 3. Catorze pacientes desenvolveram IM > grau 3. O escore de Padial foi maior no grupo com IM do que no grupo sem IM. Além disso, as pontuações da válvula grande, da válvula pequena, da comissura e da ASV também foram mais elevadas nos doentes com enfarte grave. O valor limiar para a previsão foi de 10 e a sensibilidade desta pontuação para a previsão de enfarte grave foi de 82%, especificidade de 91%; enquanto a pontuação de Wilkins não foi significativamente diferente entre os dois grupos.

Por conseguinte, esta pontuação provou ser superior à pontuação de Wilkins na previsão de resultados através do estudo da morfologia comissural.

Uma vez que o principal mecanismo de ação da CPMD é a separação das comissuras fundidas, a presença de fibrose significativa ou de calcificações comissurais será um fator preditivo de insucesso do procedimento por agravamento do enfarte [46, 90, 91].

Várias séries de cirurgias de comissurotomia a céu aberto, como a de Gross et al [92], e estudos de pacientes operados por insuficiência mitral após CPMD [93], como o de Miche et al [98], mostraram que as valvas mitrais estavam heterogeneamente espessadas, que uma ou ambas as comissuras estavam calcificadas, e que a VSA estava espessada, fundida e encurtada.

Da mesma forma, Reifart et al [94] dilataram in vitro 15 valvas excisadas de pacientes submetidos à troca valvar por RM reumática. Em 20% dos casos, verificaram a ocorrência de uma laceração valvular envolvendo os segmentos menos afectados das válvulas mitrais, cuja espessura era muito heterogénea e em que uma ou ambas as comissuras eram fibrosas e calcificadas. Concluíram que o enfarte grave após CPMD depende sobretudo da heterogeneidade da distribuição das lesões e não da sua gravidade.

- **Hipertensão arterial pulmonar:** A hipertensão arterial pulmonar (HAP) é também um fator correlacionado com maus resultados da CPMD [95]. De facto, quanto maior o grau de HAP, maior a dificuldade técnica devido à dilatação da aurícula direita, que complica a fase de punção trans-septal, e a uma superfície mitral frequentemente mais apertada, que aumenta o risco de insuficiência mitral [96].

De facto, Pande et al [97], numa série de 46 doentes com enfarte grave após CPMD, verificaram que apenas 11 doentes necessitaram de cirurgia urgente em menos de 6 horas. Comparando estes doentes com os restantes, concluíram que a HAP pré-procedimento superior a 76 mm Hg ou a HAP pós-procedimento superior a 77 mm Hg eram factores preditivos de enfarte cirúrgico grave com uma sensibilidade e especificidade de 72% e 63%, e 100% e 90%, respetivamente.

- **Idade avançada:** Os doentes mais idosos têm frequentemente formas anatómicas mais desfavoráveis devido à evolução mais longa e aos ataques repetidos de RAA com formas altamente calcificadas e remodelação significativa do aparelho subvalvular [15, 98]. Estes pacientes apresentam co-morbidades significativas, o que limita os riscos envolvidos na escolha do balão e da pressão de insuflação.

- **Área de superfície mitral pré-procedimento:** Vários autores estudaram a relação entre a SM antes da CPMD e a ocorrência de fístula mitral grave pós-procedimento. Os dados da literatura são muito discordantes.

Palacios et al [99] realizaram um estudo multivariado em uma série de 939 CPMD na busca de fatores preditivos de fístula mitral grave e demonstraram que a ME antes do CPMD era altamente preditiva.

Hernandez et al [24], em uma série de 561 pacientes submetidos à CPMD, demonstraram que a área de superfície mitral antes do procedimento é um fator preditivo de fístula mitral grave pós-procedimento. [2]De facto, quando a SM pré-procedimento se situa entre 0,8 e 1 cm, o risco de ocorrência da complicação é multiplicado por 2; e quando é < 0,79 cm2 , o risco é multiplicado por 4,5. [2]Uma área de superfície mitral maior que 1 cm está correlacionada com bons resultados [100].

lung et al [106], numa série de 422 pacientes, mostraram que a SM pré-procedimento foi um preditor independente de IM grave (p=0,0005).

No entanto, em um estudo de 600 pacientes realizado por Arora et al [17], a MS pré-procedimento não foi considerada preditiva de fístula mitral grave.

Assim, os resultados da literatura são discordantes no que diz respeito à predição deste parâmetro na ocorrência de uma fístula mitral grave.

- O grau de insuficiência mitral prévio à CPMD: Os dados da literatura também são discordantes. Padial et al [36] demonstraram que o grau de IM pré-existente não foi preditivo de extravasamento mitral grave.

Alfonso et al [30] compararam um primeiro grupo de 102 pacientes com IM mínima pré-procedimento com um segundo grupo de 186 pacientes sem IM inicial. O IM mínimo pré-procedimento não foi preditivo de regurgitação mitral grave após CPMD.

Além disso, na série de Ben Farhat et al [26], envolvendo 463 pacientes, a IM pré-procedimento foi identificada como um fator preditivo para a complicação (p=0,006).

Na série de Jneid et al [42], o grau de enfarte pré-procedimento foi um fator independente no desenvolvimento de enfarte de grandes dimensões. Assim, 22% dos doentes com enfarte moderado pré-procedimento desenvolveram um enfarte de grandes dimensões, em comparação com 13% dos doentes com enfarte ligeiro e 5% dos doentes sem enfarte.

- **O gradiente médio entre a OG e o VE e o tamanho da OG**: Iung et al [25], numa série de 232 doentes, não encontraram estes parâmetros como preditivos de enfarte grave.

Por outro lado, Mailer et al [102] demonstraram que o tamanho do OG e o gradiente médio OG-VG são factores preditivos para o desenvolvimento de enfarte pós-DMPC.

- **Função ventricular esquerda:** Sancho et al [103] demonstraram que a disfunção ventricular esquerda foi um fator preditivo para a ocorrência de fístula mitral grave. Por outro lado, Sutaria et al [52], em uma série de 300 CPMD, não encontraram relação entre a função ventricular esquerda e a ocorrência de fístula mitral.

- **DMPC redux:** A DMPC redux continua a ser indicada para doentes idosos com múltiplas co-morbilidades e um risco operatório elevado. Na literatura, poucos estudos foram dedicados à dilatação mitral iterativa devido ao pequeno número de pacientes e ao facto de a decisão ser frequentemente tomada cirurgicamente.

Os resultados da dilatação da redução mitral dependem em grande parte do mecanismo de reestenose. As formas mais favoráveis são as que apresentam refusão bicomissural, enquanto as formas mais desfavoráveis são as que apresentam um aparelho subvalvular altamente remodelado com estreitamento subvalvular.

Na maioria dos estudos publicados de redilatação mitral percutânea, o remodelamento do aparelho valvular e subvalvular foi maior do que na dilatação de novo [25,27]. Este remodelamento, juntamente com a presença de calcificações comissurais, também tem sido relatado como preditivo de fístula mitral [104].

Em uma série sobre redilatação mitral percutânea, Lung B et al [25] observaram que uma IM foi criada ou agravada em 44% dos casos, com um vazamento mitral grave em 4% dos casos.
Hernandez et al [24] observaram piora ou criação de fístula mitral em 23% dos seus pacientes.

- **A técnica de CPMD utilizada:** De acordo com Ben Farhat et al [26], a técnica de Inoue foi identificada como estando associada a um maior risco de insuficiência mitral grave: 10,5% em comparação com 5% com a técnica de duplo balão.
Para Nobuyoshi [105], a incidência de IM é maior nas séries de valvuloplastia com balões duplos do que naquelas com balões de Inoue. Para outros autores, as duas técnicas têm resultados comparáveis [46, 106, 107, 108, 109].

- **O diâmetro do balão utilizado e o número de insuflações**: Segundo Herman [110], não há correlação significativa entre o tamanho do balão utilizado e o grau de insuficiência mitral.

Inoue [111] também acredita que não há correlação real entre o tamanho do balão e o grau de insuficiência mitral, mas sugere que o IM grave pode estar relacionado ao uso de balões muito grandes. Por outro lado, Zaibag [112], Padial [36] e Sung Hung [113] demonstraram que há um aumento do risco de IM com o aumento do tamanho do balão. A quantidade de insuflação também é um fator na ocorrência de IM grave [114,115].

- **Marcadores biológicos de inflamação: proteína C-reactiva/velocidade de sedimentação/contagem de leucócitos:** Foram relatados níveis aumentados de proteína C-reactiva em doentes com doença reumática crónica, que são descritos como evidência de um processo inflamatório [116]. Os níveis elevados estão correlacionados com o insucesso do procedimento.

Uma elevada taxa de sedimentação e contagem de leucócitos no momento da CPMD também está correlacionada com uma elevada taxa de enfarte [117].

V- Diagnóstico da insuficiência mitral aguda :

A ultrassonografia intra-procedimento contribui de forma importante para a deteção da regurgitação mitral.

1- Manifestações clínicas :

A tolerância clínica da insuficiência mitral varia de um paciente para outro, o que explica a necessidade ou não de encaminhamento ao cirurgião e o grau de urgência do procedimento cirúrgico [118].

Trata-se de um quadro de edema pulmonar agudo de gravidade variável, dependendo do grau de dilatação pré-existente das OG e da dimensão da fuga provocada pelo traumatismo da válvula mitral, com aparecimento de dispneia e de um sopro holo-sistólico em pico. Também pode ser observado um estado de choque com queda da pressão arterial e taquicardia.

2- Caso especial de HMPD em mulheres grávidas:

A associação de doença cardíaca e gravidez não é excecional. A sua prevalência varia entre 0,1 e 4% [119].

As alterações fisiológicas da hemodinâmica durante a gravidez são a principal causa de descompensação da estenose mitral.

No caso da RM apertada na gestante, o aumento do volume sangüíneo, a taquicardia e o impedimento do enchimento ventricular levam à hipertensão arterial pulmonar e ao agravamento da dispnéia, ou mesmo à POA e ao choque cardiogênico [120]. Esta condição leva à hipóxia materno-fetal com repercussões no desenvolvimento fetal.

A dilatação percutânea é o tratamento de escolha para a estenose mitral apertada em mulheres grávidas. Pode ser realizada a partir da décima segunda semana de gravidez para minimizar o risco de teratogénese, tomando as precauções necessárias, protegendo o abdómen da doente com um colete de chumbo estendido desde o diafragma materno até à bacia.

Os resultados são favoráveis para a mãe, com uma redução da morbilidade e da mortalidade fetal. No entanto, as séries publicadas sobre a DMPC em mulheres grávidas centraram-se num número limitado de casos.

A baixa incidência de IM grave em grávidas explica a dificuldade estatística em identificar factores preditivos para a sua ocorrência. A hipótese de que a impregnação estrogénica do tecido valvular durante a gravidez expõe as grávidas a um maior risco de rotura valvular após dilatação não é corroborada pela revisão da literatura, uma vez que a frequência de IM grave é equivalente, se não inferior, à do contexto não grávido.

Em séries publicadas na literatura, a incidência de IM grave é baixa [121,122,123,124]. Na série de Gamra et al [121], a incidência foi de 1,6%. Na série de Ben Farhat et al [122], apenas um paciente apresentou CPMD complicado por IM grave (2,3%).

- Contribuição da ecocardiografia trans-torácica :

Permite fazer um diagnóstico positivo de fuga mitral com Doppler ao encontrar o jato de regurgitação holo-sistólica de muito alta velocidade no OG, ou mesmo nas veias pulmonares.

O ETT também pode ser utilizado para identificar as lesões causadas pelo procedimento de dilatação, definindo assim o mecanismo da fuga e classificando-a de acordo com a classificação de Carpentier. A gravidade do IM pode ser avaliada por :

- Avaliação quantitativa pelo método PISA, que é o método de referência para medir a área de superfície do orifício regurgitante e o volume regurgitado em cada sístole.

Um enfarte de grau 3 é definido por um volume regurgitante entre 45 e 60 ml, e um enfarte de grau 4 é definido por um volume regurgitante > 60 ml.

- Avaliação semi-quantitativa através da avaliação da extensão da fuga no OG, da largura do jato na origem e da alteração do fluxo nas veias pulmonares em consequência do IM.

- Deteção de qualquer HAP significativa e exploração da válvula tricúspide.

- Contribuição da ecocardiografia transesofágica :

O ETE pré-operatório permite uma melhor investigação do mecanismo responsável pela fuga mitral, uma vez que é mais sensível e específico do que o ETE.

O ETE intra-operatório é vital para elucidar o mecanismo da regurgitação e planear a estratégia de tratamento.

A avaliação intra-operatória do IM é modificada pela anestesia, que tende a reduzir a sua importância através da diminuição da pressão arterial e do enchimento. Por exemplo, o IM diminui de 1 a 2 graus em metade dos pacientes simplesmente porque estão a dormir [125].

A Figura 8 [126] mostra uma imagem ultra-sonográfica de uma laceração da VSM em ETE. O ETE tridimensional permite determinar a localização exacta da lesão valvular.

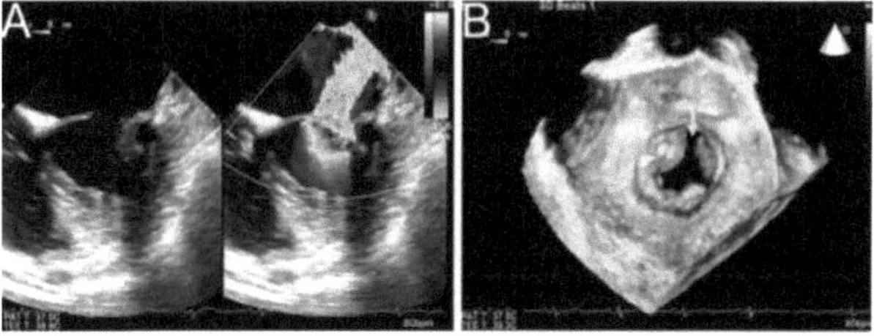

Figura 8: Imagem ultra-sonográfica de uma grande fuga mitral devido a uma laceração da VSM [126].

(A) Infarto do miocárdio grave associado a uma laceração da VSM.

(B) ETE em modo tridimensional mostrando a localização exacta da laceração (A2).

VI- Tratamento da insuficiência mitral aguda :

1- Tratamento médico :

- **Recomendações de 2014 da American Heart Association / American College of Cardiology [127]:**

Podem ser utilizados vasodilatadores sistémicos para reduzir o volume regurgitante. A colocação de um balão de contrapulsação intra-aórtica é útil no tratamento da insuficiência mitral aguda. Reduz a pós-carga do ventrículo esquerdo e diminui a pressão diastólica e média da aorta. Permite assim estabilizar as constantes hemodinâmicas enquanto se aguarda a reparação cirúrgica.

- **Recomendações da Sociedade Europeia de Cardiologia 2012 [128]:**

Os diuréticos e os nitratos ajudam a reduzir as pressões de enchimento.

O nitroprussiato de sódio reduz a pós-carga e a fração de regurgitação.

Os agentes inotrópicos positivos e o balão de contrapulsação estão indicados nos casos de hipotensão arterial. O objetivo é aumentar a pressão na raiz da aorta e mantê-la acima da pressão arterial pulmonar para melhorar a perfusão das artérias coronárias.

2- Tratamento cirúrgico :

A operação é efectuada sob circulação extracorporal (ECG). Pode tratar-se de um procedimento conservador ou de uma substituição da válvula, consoante a extensão das lesões reumáticas ou traumáticas da válvula.

- Recomendações da Sociedade Europeia de Cardiologia 2012 [128]:

A cirurgia está indicada como medida de emergência em doentes com fugas mitrais agudas graves, após estabilização do estado hemodinâmico com balão de contrapulsação intra-aórtica, inotrópicos positivos e vasodilatadores.

- Recomendações de 2014 da American Heart Association / American College of Cardiology [127]:

A cirurgia para insuficiência mitral aguda é indicada como um procedimento de emergência quando a regurgitação é grave num doente sintomático. O grau de urgência depende da tolerância hemodinâmica do paciente.

O tratamento cirúrgico é, por conseguinte, indicado para as fugas maciças (grau III a IV). Em alguns casos, a operação não é urgente e é planeada nas semanas seguintes ao procedimento. Na maioria dos casos, porém, a intolerância clínica obriga a uma intervenção cirúrgica de urgência.

- Avaliação pré-operatória e particularidades da anestesia pré-operatória [129] :

No caso de grandes vazamentos causados por lesão traumática da valva mitral, o volume total de sangue é aumentado para manter um fluxo sistêmico efetivo, dada a perda de volume no fluxo de ida e volta entre o VE e a OG. A hipovolémia reduz o fluxo sistémico proporcionalmente mais do que a fração regurgitada. A tolerância à hipovolémia é baixa e a pré-carga deve ser mantida em níveis normais a elevados.

Como o VE funciona como uma cavidade com duas saídas, o volume regurgitado é uma função direta da resistência à ejeção. A resistência arterial sistémica deve ser mantida baixa. A vasodilatação arterial é, portanto, necessária, daí o uso de agentes vasodilatadores como o isoflurano, o nitroprussiato e a fenotolamina.

A contratilidade deve ser mantida elevada para garantir o fluxo sistólico. Ela é melhorada por agentes inotrópicos sem efeitos alfa, como dobutamina, isoprenalina, amrinona e milrinona. A milrinona é preferida à dobutamina, norepinefrina e levosimendan [130]. Em caso de dificuldade, a contrapulsação intra-aórtica é muito eficaz para aliviar a pressão do VE, reduzir o IM e melhorar a perfusão coronariana.

Além disso, a vasopressina pode ser necessária em casos de choque com vasodilatação e hipertensão arterial pulmonar.

A ventilação mecânica com pressão positiva melhora o fluxo do lado esquerdo, desde que o retorno venoso ao coração direito permaneça assegurado. O esvaziamento dos pulmões para o OG é acelerado, o fluxo mitral anterógrado é aumentado e a pressão transmural no átrio é reduzida [131].

O cateter pulmonar de Swan Ganz é muito útil nessa cirurgia para regular a administração de fluidos, monitorar a evolução das pressões nas OG e poder avaliar o volume sistólico anterógrado. Após o bypass, é útil no manejo do suporte hemodinâmico do VE, uma vez que a correção do leak mitral impõe condições difíceis ao VE: aumento da pós-carga e redução da pré-carga [132].

A redução da pós-carga do ventrículo direito com vasodilatadores pulmonares também é recomendada após a cirurgia.

- Abordagem torácica :

Esternotomia mediana vertical: A incisão cutânea estende-se desde a bifurcação esternal até ao processo xifoide (figura 9), depois o esterno é incisado com uma serra.

Esta via permite uma rápida e fácil instalação do enxerto de bypass e fácil acesso à válvula mitral [133].

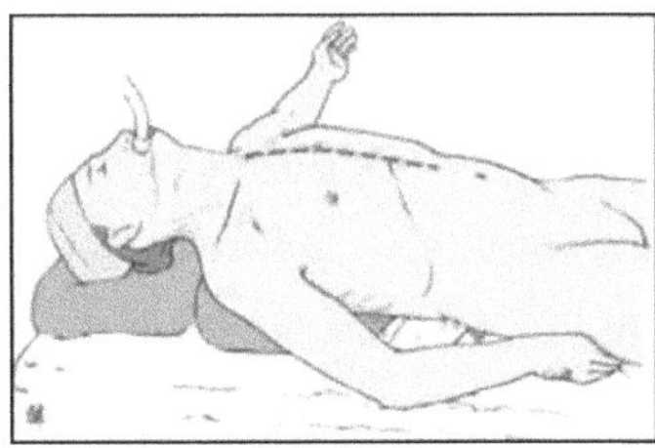

Figura 9: Esternotomia mediana vertical [133].

Toracotomia anterolateral direita: Esta abordagem tem vantagens estéticas, especialmente nas mulheres.

A incisão cutânea situa-se no sulco submamário. Mede cerca de 6 cm e fica oculta pela mama. O tórax é aberto no quarto espaço intercostal (figura 10).

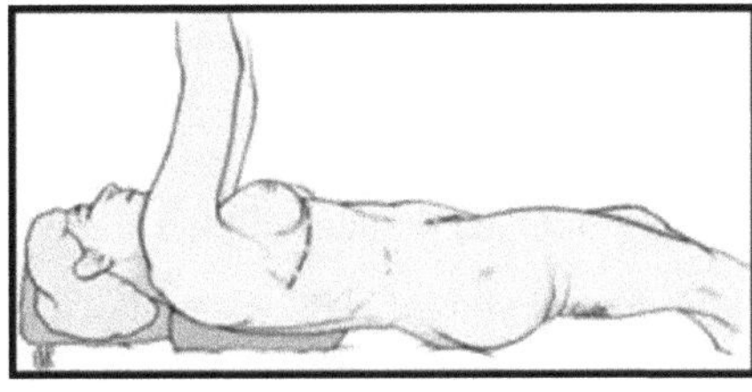

Figura 10: Toracotomia anterolateral direita [133].

Miniesternotomia: A vantagem desta abordagem é que reduz a dor pós-operatória e o risco de infeção, bem como a duração média do internamento hospitalar e, em menor grau, oferece uma vantagem estética, sem comprometer o resultado cirúrgico.

A abertura do esterno tem a forma de um "L" invertido. Começa abaixo do ângulo de Louis e estende-se até ao processo xifoide. Algumas equipas acrescentam uma segunda incisão oposta ao segundo espaço intercostal direito, dando uma incisão em forma de "T" (Figura 11).

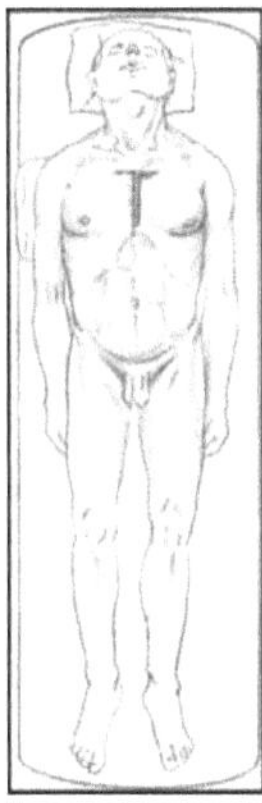

Figura 11: Miniesternotomia em L ou T invertido [133].

Videocirurgia: A cirurgia mitral assistida por vídeo é uma nova abordagem minimamente invasiva que reduz a dor pós-operatória, diminui a hemorragia e as transfusões de sangue, reduz a duração da ventilação mecânica e o tempo de internamento hospitalar, com um menor risco de complicações.

e benefícios estéticos. Pode ou não ser combinada com uma toracotomia anterolateral.

As limitações são o custo elevado e a dificuldade técnica.

- **Circulação extracorporal :**

A circulação extracorporal instala-se entre as duas veias cavas e a aorta ascendente. As duas veias cavas devem ser canuladas para comprimir os lagos das cavas e secar as cavidades direitas, e consequentemente o retorno pelas veias pulmonares.

É essencial obter uma aurícula esquerda vazia. Uma agulha de duplo fluxo é colocada na aorta ascendente para administrar cardioplegia e purga. O suporte inotrópico é quase sempre necessário para a saída do bypass. Este deve ser fornecido por aminas não-alfa: dobutamina, milrinona. A adição de um vasodilatador arterial pode ocasionalmente ser necessária quando a resistência arterial sistémica é demasiado elevada [134].

A presença de hipertensão pulmonar cria um risco de descompensação do ventrículo direito no final da cirurgia de bypass.

- **Abordagem da válvula mitral :**

A via de exposição da válvula mitral depende da existência ou não de dilatação da aurícula esquerda.

Auriculotomia esquerda no sulco de Sondergaardt: É a via mais utilizada quando a aurícula esquerda está dilatada. A abertura é feita 2 a 3 mm atrás do sulco de Sondergaardt (Figura 12).

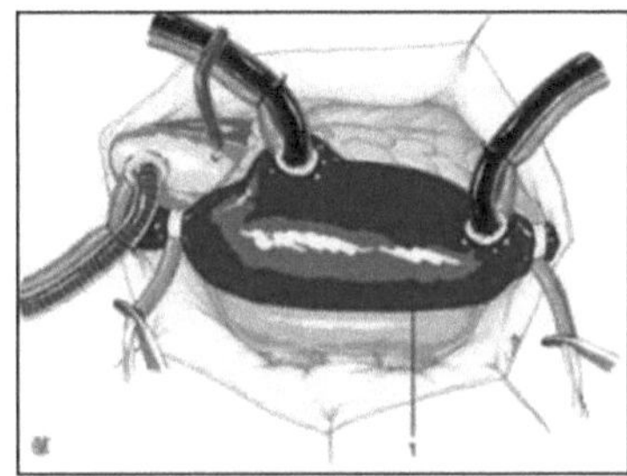

Figura 12: Auriculotomia esquerda no sulco de Sondergaardt [133].

Abordagem bi-atrial trans-septal: consiste em abrir a veia pulmonar superior direita e ascender por uma incisão oblíqua no átrio direito. O septo interatrial é então incisado em curva, evitando a área do feixe de Hiss (Figura 13).

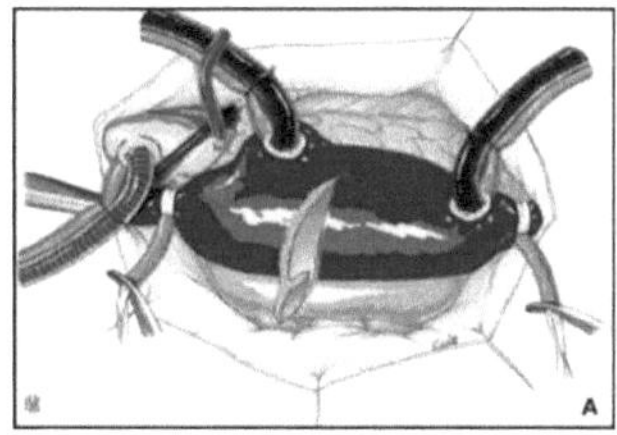

Figura 13: Incisão da veia pulmonar superior direita [133].

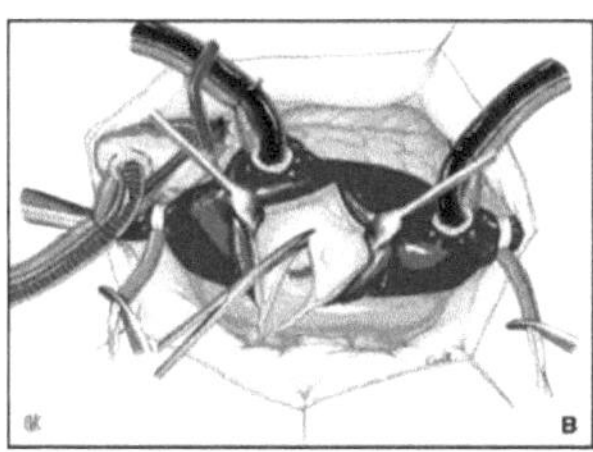

Figura 14: Incisão do septo atrial [133].

A abordagem vertical trans-septal: consiste em fazer uma incisão na aurícula direita paralela ao sulco atrioventricular, ou obliquamente, e depois abrir a aurícula esquerda através de uma incisão septal vertical (Figura 15).

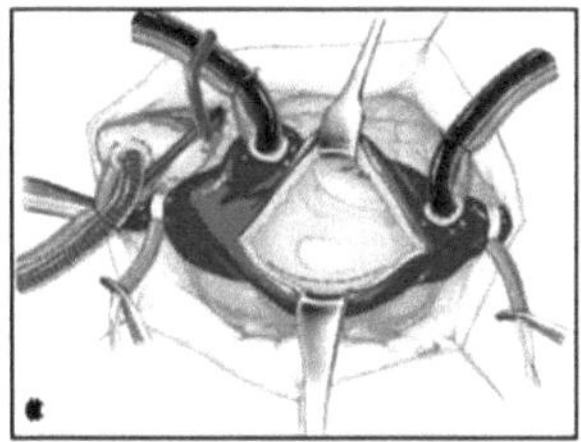

Figura 15: Abordagem bi-atrial trans-septal [133].

- Comparação dos dados de ultrassom e dos achados intra-operatórios:

O exame macroscópico dos folhetos valvares, comissuras, anel e aparelho subvalvar permite identificar lesões reumáticas e traumáticas e compará-las com os dados ultra-sonográficos pré-operatórios (Figura 16).

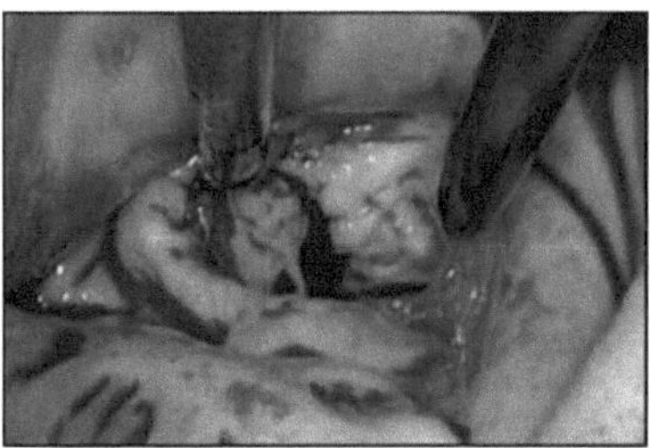

Figura 16: Imagem intra-operatória de uma laceração A2 [126].

Esta discrepância pode ser explicada pelo facto de o ETT ser pouco sensível e poder subestimar a gravidade das lesões e a extensão do leakage mitral [53]. Em comparação com a ultrassonografia trans-torácica convencional, a ultrassonografia trans-esofágica tem a vantagem de contornar a cavidade torácica e os pulmões, permitindo acesso direto ao coração atrás do OG e alta definição de imagem. Por esta razão, é mais sensível em termos do estudo preciso das lesões anatómicas e da extensão da regurgitação (Figura 17).

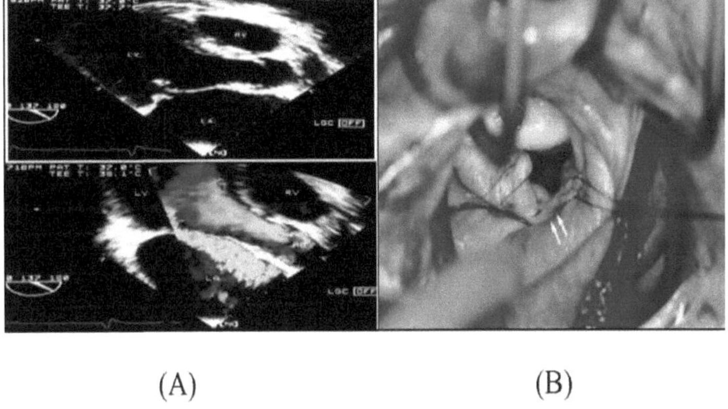

(A) (B)

Figura 17: Achados ultra-sonográficos e operatórios nas lesões da valva mitral após CPMD [135].

(A) OCT multiplanar mostrando um grande IM que atinge o teto do OG e uma laceração na PVM.

(B) Concordância dos dados operatórios e ecográficos: a seta mostra a localização exacta da laceração da PVM (P2).

- Procedimentos das válvulas :

Substituição da válvula mitral: A escolha do tipo de prótese a implantar depende da idade, do ritmo cardíaco e da existência ou não de contra-indicações para o tratamento anticoagulante.

As próteses mecânicas têm a vantagem da durabilidade e do bom desempenho hemodinâmico. No entanto, comportam o risco de complicações tromboembólicas e hemorrágicas, bem como de endocardite infecciosa. As biopróteses têm a vantagem de não necessitarem de tratamento anti-coagulante ao longo da vida, mas a sua principal desvantagem é o elevado risco de degeneração.

A técnica de substituição da válvula: A válvula pode ser total ou parcialmente ressecada, deixando o folheto posterior intacto (Figura 18).

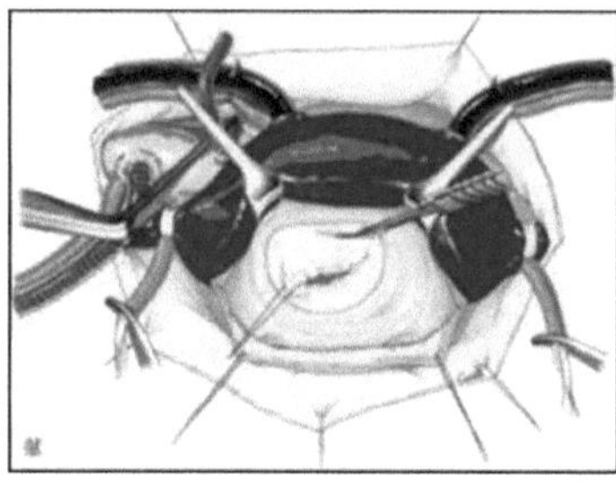

Figura 18: Ressecção da válvula por descolamento da sua inserção anular [133].

A preservação do aparelho subvalvular melhora os resultados hemodinâmicos pós-operatórios.

Para a escolha do tamanho da prótese, um testador deve ser colocado completamente no orifício mitral. Ele deve passar livremente pelo orifício (Figura 19). Se a prótese for muito grande, há risco de rutura do anel e compressão da artéria circunflexa.

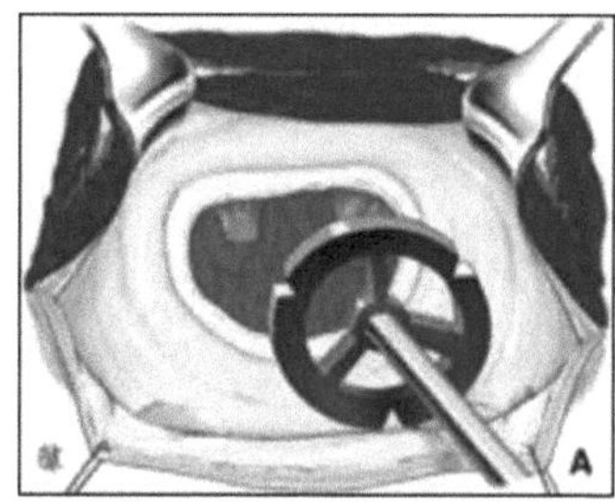

Figura 19: Escolha do tamanho da prótese por um examinador [133].

No caso das próteses mecânicas, as asas podem estar em posição anatómica ou anti-anatómica. No caso das próteses biológicas, estas têm três postes de fixação equidistantes de tecido biológico, pericárdico ou porcino.

A prótese pode ser fixada por meio de pontos separados, simples, em U ou em X, ou por overloque. Os pontos em U suportados por talas de feltro (pledjet) são utilizados quando o anel é frágil, nomeadamente em caso de rutura traumática do anel durante a intervenção.

Cirurgia conservadora da valva mitral: Apesar dos avanços na cirurgia mitral e do aperfeiçoamento das técnicas cirúrgicas que permitem maior conservação do aparelho subvalvar, a valvoplastia mitral continua sendo a única técnica que realmente respeita o aparelho subvalvar [86].

Entretanto, as indicações para plastia mitral são limitadas nos casos de IM traumática por doença valvar reumática, devido às alterações e calcificações dos folhetos e cordas, e à dificuldade de reparar lesões traumáticas adicionais [72].

O objetivo da cirurgia reconstrutiva mitral é restaurar a função normal da válvula. Este objetivo pode ser alcançado através de uma série de técnicas adaptadas à disfunção e às lesões da válvula.

A análise funcional é o primeiro passo importante na cirurgia reconstrutiva. O seu objetivo é analisar a disfunção valvular, localizá-la segmento a segmento e identificar a lesão responsável pela disfunção.

Esta análise funcional pode ser realizada no pré-operatório por ultrassom ou durante a operação. Várias disfunções podem coexistir na mesma válvula mitral, uma vez que ela combina lesões reumáticas e traumáticas.

Esta análise segmentar permite classificar o IM, prever a sua viabilidade para plastia e planear as técnicas a utilizar.

A colocação de um anel de Carpentier no caso de IM pós-DMPC traumática não é sistemática, mas depende do tipo de lesão. É utilizado não só para fins anti-refluxo, mas sobretudo para reforçar as suturas da válvula, particularmente no caso de lacerações da PVM ou lacerações paracomissurais [135].

Existem dois tipos de anéis protéticos:

- Anéis semi-rígidos: abertos a meio da sua porção anterior

- Anéis flexíveis: um desenvolvimento mais recente, são flexíveis em todas as suas porções, ou têm uma porção flexível a nível posterior e comissural e uma porção anterior rígida.

São utilizadas duas medidas para selecionar o tamanho do anel:

- A distância intercomissural: é medida entre os dois pontos situados em cada comissura.

- A altura do folheto anterior: é medida puxando todo o folheto anterior através das cordas principais com um gancho. Esta altura deve ser completamente coberta pelo medidor.

A argola é montada com pontos em U de fio entrançado 2/0.

Na série de Acar [54], 10 pacientes foram submetidos à plastia mitral e 6 à troca valvar mitral. Nos pacientes submetidos à cirurgia reconstrutiva, a correção das lesões traumáticas foi combinada com a inserção de um anel protético para reforçar as suturas da válvula em 8 casos.

Esta técnica de sutura com reforço em anel foi também utilizada na série Abid [136].

O prolapso do folheto posterior pode ser secundário à rutura traumática de um cordão ou pilar durante o procedimento.

Neste caso, a reparação consiste numa ressecção quadrangular da área prolapsada, na dobragem do anel e na sutura das margens da válvula com pontos separados (Figura 20). De seguida, é colocado um anel protésico.

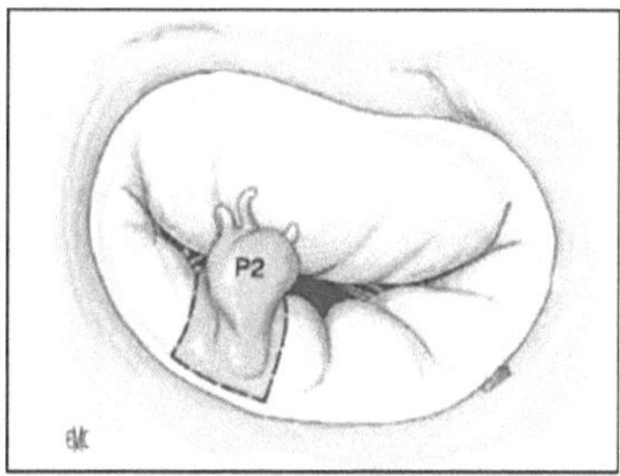

Figura 20: Ressecção quadrangular para prolapso de um folheto posterior [136].

A técnica utilizada depende das lesões responsáveis pelo prolapso do folheto anterior. No caso de rotura de cordas, as técnicas cirúrgicas conservadoras são :

- Ressecção triangular: Como esta técnica não produziu bons resultados, foi abandonada em favor de duas outras técnicas (Figura 21).

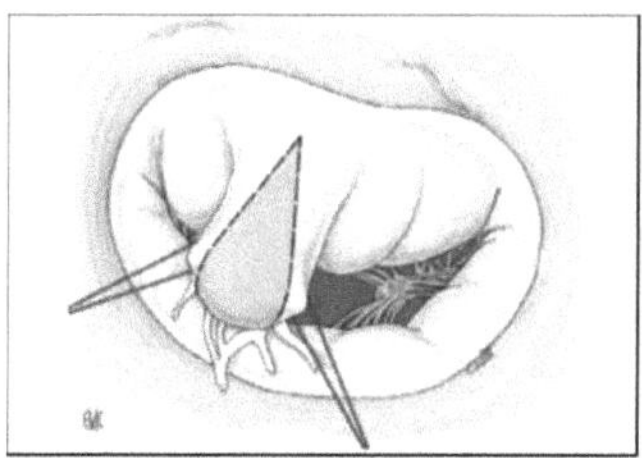

Figura 21: Ressecção triangular de um segmento prolapsado da válvula anterior [136].

- Transposição de cordas: Trata-se da transferência de uma corda sólida do folheto posterior oposto ao prolapso anterior para o bordo livre do folheto anterior.

Este cordão é separado do folheto posterior através da excisão de um pedaço de tecido valvular e depois suturado de forma segura ao bordo livre do folheto anterior ao nível da rotura do cordão (Figura 22).

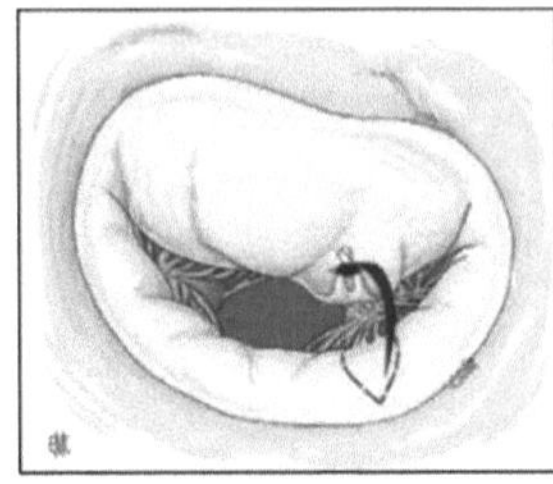

Figura 22: Transposição do cordão do folheto posterior para o bordo livre do folheto anterior [136].

- Marginalização dos cordões secundários: Se existir um cordão secundário sólido junto ao prolapso, este pode ser fixado ao bordo livre com dois ou três pontos de trans-fixação.

- Colocação de cordas artificiais: Estas são feitas de GORTEX. Podem ser inseridos no folheto anterior ou posterior (figura 23).

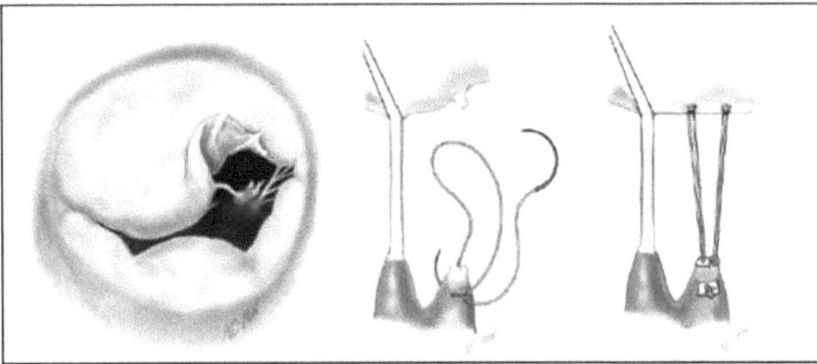

Figura 23: Instalação de cabos GORTEX [136].

- Em caso de rutura de um pilar: o reimplante de um pilar roto pode ser efectuado diretamente ao nível do pilar remanescente ou ao nível da parede do ventrículo esquerdo.

- No caso de prolapso comissural: O mecanismo mais frequente é a rutura do cordão (em 45% dos casos) e envolve principalmente a comissura posterior (75%) e menos frequentemente a comissura anterior (25%). O tratamento cirúrgico é conservador na maioria dos casos.

A técnica mais simples e mais comum (50% dos casos) é o fechamento da comissura (Figura 24), na ausência de estenose mitral secundária. Também é possível o uso de cordas artificiais nesta indicação, a ressecção do folheto valvar anterior ou posterior adjacente à comissura, ou mesmo a substituição de toda a comissura por um homoenxerto parcial (Figura 25).

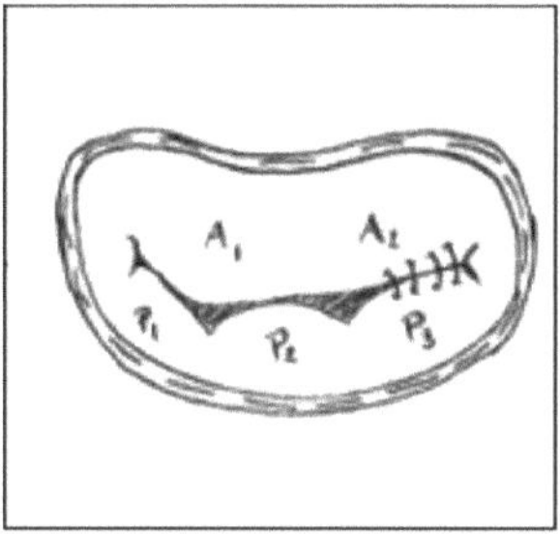

Figura 24: Fechamento simples da comissura.

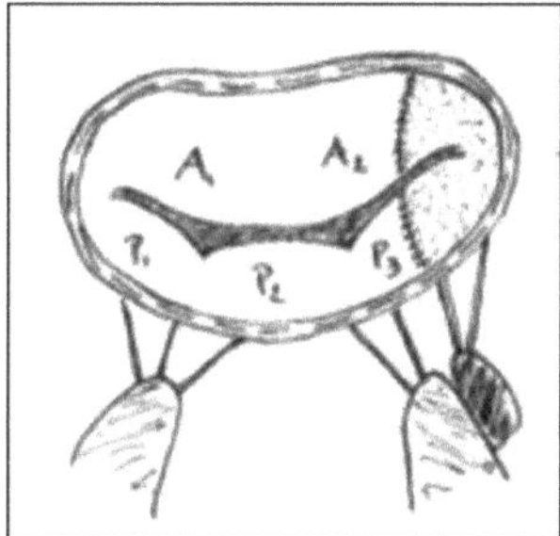

Figura 25: Homoenxerto parcial na posição comissural posterior.

Na série de Vahanian [18], 5 pacientes foram submetidos a cirurgia por IM maciça aguda pós-CMPD. Quatro pacientes foram submetidos à comissuroplastia e um paciente foi submetido à RVM.

- Reconstrução em caso de rotura do folheto da válvula: Duas técnicas são interessantes neste contexto:

- Utilização de um penso de pericárdio autólogo: o penso substitui uma perda de substância valvular e retém uma certa quantidade de tecido valvular (figura 26).

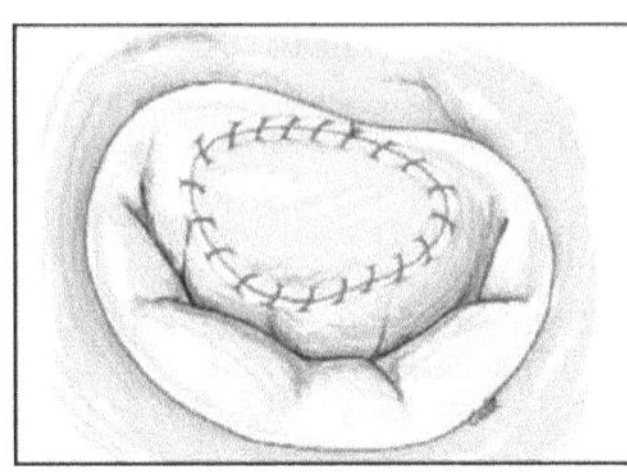

Figura 26: Reconstrução de uma rotura numa cúspide valvular utilizando um retalho de pericárdio [136].

Acar [53] relatou na sua série 2 casos de rotura do folheto anterior, nos quais efectuou uma comissurotomia ampla, fenestração das cordas fundidas, clivagem longitudinal dos folhetos e reparação da rotura do folheto anterior com um retalho de pericárdio autólogo tratado durante 15 minutos com glutaraldeído.

Na série de Abid [136], 1 paciente com laceração traumática da grande valva mitral foi submetido à correção com retalho de pericárdio autólogo não tratado, que evoluiu para reestenose.

O tratamento do pericárdio com glutaraldeído parece assim necessário para evitar a retração do pericárdio e a progressão para reestenose mitral.

- Sutura direta: Esta técnica é usada principalmente para roturas para-comissurais. Esta técnica também foi relatada por Acar [53] num caso de laceração medial do folheto posterior: este foi tratado por ressecção mínima da área prolapsada seguida de sutura direta da válvula. Uma comissurotomia dupla também foi realizada e um anel de Carpentier foi inserido para reforçar as suturas da válvula. Esta técnica também foi utilizada na série de Abid [136].

- Reconstrução em casos de roturas para-comissurais: Na série de Acar [53], foram descritos 7 casos de roturas para-comissurais. Estes pacientes apresentavam valvas com pouca remodelação e foram submetidos à comissurotomia mitral. Os pilares foram clivados. A laceração para-comissural foi reparada por sutura direta. Em 5 casos, foi colocado um anel de Carpentier.

- Reparação percutânea da insuficiência mitral: Estas novas técnicas estão atualmente a ser estudadas. A maioria destas técnicas baseia-se em procedimentos cirúrgicos bem estabelecidos que evoluíram para uma abordagem menos invasiva. No entanto, a complexidade anatómica da válvula mitral e a diversidade de condições patológicas dificultam o desenvolvimento destas técnicas. Atualmente, estes tratamentos só devem ser propostos a doentes considerados de alto risco cirúrgico ou inoperáveis. Por conseguinte, estas técnicas não têm lugar no tratamento da IM grave pós-CMPD.

- Plastia ou substituição da válvula mitral: No enfarte agudo traumático pós-CPMS, o dano mitral ocorre frequentemente em válvulas reumáticas e remodeladas, e as lesões traumáticas são muitas vezes extensas. Esta condição parece ser menos passível de reparação valvular do que outras etiologias de IM devido a calcificações importantes, mobilidade reduzida dos folhetos e remodelação extensa do tecido valvular ou subvalvular [136, 137, 138], e frequentemente requer substituição valvular [80, 81, 82]. Além disso, a reparação não deve ser realizada em doentes com atividade reumática persistente.

No entanto, se as lesões anatómicas forem adequadas para reparação, esta deve ser preferida, especialmente em doentes jovens e mulheres em idade fértil, devido à melhor sobrevivência livre de eventos a longo prazo (menos eventos tromboembólicos e hemorrágicos) e ao facto de não ser necessário tratamento anticoagulante ao longo da vida.

Para Nobyoschi [139], os 4 pacientes operados por IM pós-DMPC apresentavam RVM. Na série de Boussada et al [140], 2 pacientes foram operados por IM traumática. O primeiro teve rutura das cordas da pequena valva mitral e foi submetido à RVM, enquanto o segundo teve rutura da grande valva mitral e foi submetido à comissuroplastia mitral.

Na série de Kotsuka [141], todos os pacientes com IM traumático foram submetidos à RVM.

Na série de Kaul et al [142], foi observada regurgitação mitral significativa em 120 pacientes (3,3% dos pacientes com DPC), dos quais 66 pacientes necessitaram de troca valvar mitral de urgência e 54 pacientes receberam tratamento clínico. Nos pacientes submetidos à troca valvar, as lesões traumáticas foram a rotura de um folheto valvar em 48 pacientes (72,7%), a rutura de cordas em 12 pacientes (18,2%) e a rotura comissural em 6 pacientes (9,1%).

Na série de Howard [143], 21 pacientes de 280 com CPMD apresentaram IM grave. As lesões foram as seguintes: rotura de cordas em 45% dos casos, rotura da válvula em 30% dos casos (rotura da válvula anterior em 1 caso e rotura da válvula posterior em 5 casos), e abertura comissural excessiva em 26% dos casos. Setenta e um por cento dos doentes necessitaram de RVM nos primeiros 6 meses após o procedimento.

Na série de Varma et al [54], todos os doentes foram submetidos a RVM porque as comissuras estavam fundidas, as válvulas espessadas e fibrosadas e o aparelho subvalvular remodelado, tanto mais que as roturas valvulares eram grandes e envolviam o anel mitral.

VII- Resultados do tratamento cirúrgico :

1- Acompanhamento pós-operatório precoce

O procedimento cirúrgico é muitas vezes de risco considerável, uma vez que envolve doentes com edema pulmonar e baixo débito cardíaco. São necessários cuidados perioperatórios intensivos. O desmame da ventilação mecânica é uma operação particularmente delicada, e não deve ser considerada demasiado cedo, mas apenas quando a função ventricular estiver estabilizada. A taxa de mortalidade operatória é de 5% [144]. Para além das complicações precoces das próteses valvulares e da cirurgia mitral conservadora, pode verificar-se um surto de HAP com disfunção ventricular direita no pós-operatório precoce.

2- Controlo a longo prazo :

O principal objetivo da monitorização clínica dos doentes com prótese valvular mecânica é manter um equilíbrio entre a proteção antitrombótica e o risco de hemorragia, mantendo um INR entre 2,5 e 3,5 para os doentes com prótese mitral [124].

O ecodopplercardiograma é a técnica preferencial para avaliação da disfunção da prótese mitral. Na literatura, em casos de doença reumática, os resultados a longo prazo da plastia não são tão satisfatórios quanto em outras etiologias. Existe o risco de recidiva pela progressão da doença. No caso da substituição valvular, as complicações tardias são as das próteses valvares.

VIII- Conclusão:

A insuficiência mitral é a complicação mais comum e mais grave após a dilatação mitral percutânea. O seu mecanismo é frequentemente uma rotura da grande válvula mitral. Outros mecanismos possíveis são a rotura da pequena válvula mitral, a abertura excessiva das comissuras, o prolapso valvular por rotura do pilar ou das cordas e as roturas para-comissurais.

É suspeitada com base nos dados hemodinâmicos peri-procedimento e confirmada por estudo ecográfico. O enfarte do miocárdio pré-existente de qualquer grau e a hipertensão arterial pulmonar são factores preditivos desta complicação. A morfologia da válvula mitral e do aparelho subvalvular correlaciona-se bem com a ocorrência de insuficiência mitral grave após dilatação mitral percutânea. O grau de calcificação comissural, mais do que a calcificação valvular em geral, e a heterogeneidade da distribuição das lesões, mais do que a sua gravidade, são fortes preditores de insuficiência mitral grave.

O tratamento prático deste enfarte depende da gravidade da fuga e da tolerância clínica.

A insuficiência mitral traumática pós-CPMS parece ser menos passível de reparação valvular do que outras etiologias de IM, devido a calcificações importantes, mobilidade reduzida dos folhetos e remodelação extensa do tecido valvular ou subvalvular, sendo frequentemente necessária a substituição valvular. No entanto, se as lesões anatómicas forem passíveis de reparação, esta deve ser preferida, especialmente em doentes jovens e mulheres em idade fértil, devido à melhor sobrevida livre de eventos a longo prazo.

A maioria das séries da literatura utilizou exclusivamente a substituição da valva mitral. Outras séries, como as de Acar [54] e Abid [136], descreveram alguns casos de cirurgia conservadora, principalmente nos casos de rotura paracomissural e dos folhetos valvares.

A cirurgia da insuficiência mitral aguda está associada a uma elevada morbilidade e mortalidade. Os resultados a longo prazo da plastia não são tão satisfatórios como para outras etiologias. De facto, a progressão da lesão reumática é terrível. Em caso de substituição valvular, as complicações tardias são as das próteses valvulares.

Bibliografia :

[1] Wilkins GT, Weyman AE, Abascal VM, PC Block,IF Placios. Dilatação percutânea da valva mitral com balão: análise das variáveis ecocardiográficas relacionadas ao resultado e ao mecanismo de dilatação. Br Heart J 1988 vol 60(4): 299308.

[2] Hunsal Mubarak . A anatomia do neonato de termo. Anatomia de Gray 39ª edição. Elsevier 2008.

[3] Borsali, H. Nougue, A. Mebazaa. Atualização dos critérios ASA para a pontuação C2 das consultas pré-anestésicas. Annales françaises d'anesthésie et de réanimation, setembro de 2013; Volume 32, Edição 9: 622-3.

[4] Parolari A, Pesce LL, Trezzi M, et al. Desempenho do EuroSCORE em cirurgia valvular: uma meta-análise. Ann ThoracSurg, 2010;89: 787-93.

[5] Toumpoulis IK, Anagnostopoulos CE, Toumpoulis SK, DeRose JJ, Swistel DG. O EuroSCORE prevê a mortalidade a longo prazo após a cirurgia da válvula cardíaca. Ann Thorac Surg, 2005; 79: 1902-8.

[6] Chlmers J. Validação do EuroSCORE II numa coorte moderna de doentes submetidos a cirurgia cardíaca.Europeen Journal of Cardiothoracic Surgery,2013; 43(4): 688-94.

[7] Alexandre F., Fabiani JN. Circulação extracorporal. EMC (Elsevier Masson SAS, Paris), Techniques chirurgicales - Thorax, 2007; 42-513.

[8] Boletim Epidemiológico do Ministério da Saúde Pública da Tunísia. Tunísia 2005; 2: 8.

[9] Ruiz C, Zhang H, Gamra H, Allen J, Lau F. Acompanhamento clínico e ecográfico tardio após dilatação percutânea com balão da válvula mitral. Br heart J 1994; 71:4548.

[10] lung B, Cormier B, Ducimetiere . Resultados imediatos da comissurotomia mitral percutânea. Um modelo preditivo numa série de

1514 pacientes. Circulation 1996; 94 (9): 2124-30.

[11] lung B, Baron G, Butchart EG, Delahaye F ,Barwolf CG,OlfA W et al. A prospective survey of patients with valvular heart disease in Europe: the Euro Heart Survey on valvular heart. J 2003; 24: 1231-1243.

[12] Palacios IF. Adeus à comissurotomia mitral cirúrgica para muitos pacientes. Circulation1998: 223-226, Vol 97.

[13] Ben Farhat MB, Ayari M, Maatouk F, Betbout F, Gamra H, Jarrar M et al. Percutaneous balloon versus surgical closed and open mitral commissurotomy: Seven-year follow-up results of a randomized trial Circulation 1998 ; 97 (3): 245250.

[14] Kumar A, Kapoor A, Sinha N, Goel PK, Umeshan CV, Tiwari S et al. Influência da patologia subvalvular nos resultados imediatos e eventos de acompanhamento da valvotomia mitral com balão de Inoue. International Journal of Cardiology 1998; 67 (3): 201209.

[15] Neumayer U, Schmidt HK, Fassbender D, Mannebach H, Bogunovic N, Horstkotte D. Resultados iniciais (três meses) da valvotomia mitral percutânea com o balão Inoue em 1.123 pacientes consecutivos comparando vários grupos etários. Am J Cardiol 2002, 90 (2):190-193.

[16] Song JK, Song JM, Kang DH, Sung-C Y, Duk W P, Seung W L et al. Reestenose e eventos adversos após valvuloplastia mitral percutânea bem-sucedida: área da válvula mitral pós-procedimento imediato como um importante prognosticador. Eur Heart J 2009; 30: 1254-1262.

[17] Arora R, Singh KG, Ramachandra MGD. Comissurotomia mitral percutânea transatrial: resultados imediatos e intermédios. J Am Coll1994; Vol 23: 1327-1332.

[18] Vahanian A, Baumgartner H, Bax J. Diretrizes sobre a gestão da doença cardíaca valvular. The Task Force on the Management of Valvular Heart Disease of the European Society of Cardiology. European Heart

Journal 2007; 28(2): 230-268.

[19] Orrange S, Kawanishi D, Lopez B, Curry S, Rahimtoola S. Atuarial Outcome after Catheter Balloon Commissurotomy in Patients with Mitral Stenosis. Circulation 1997; 95: 382-9.

[20] Sutaria N, Elder A, Shaw T. Long term outcome of percutaneous mitral balloon valvotomy in patients aged 70 and over. Heart 2000; 83: 433-8.

[21] Liu, T.-J., et al, Percutaneous balloon commissurotomy reduces incidence of ischemic cerebral stroke in patients with symptomatic rheumatic mitral stenosis. International Journal of Cardiology, 2008. 123(2): pp. 189-190.

[22] Ünal S, Narin A. Mitral balloon valvotomy in percutaneous balloon valvotomy. Renk publisher Company-Istambul Turkey.1991: 67 - 121.

[23] Block PC, Palacios JF, Block EH, Tuzcu ME, Griffin B. O que é a cirurgia de revascularização do miocárdio? Am. J. Cardiol 1992; 69: 537-541.

[24] Hernandez R, Banuelos C, Alfonso F, Goicolea J, Fernandez-Ortiz A, Escaned J, AzconaL et al. Seguimento Clínico e Ecocardiográfico a Longo Prazo após Valvuloplastia Mitral Percutânea com o Balão de Inoue. Circulation 1999; 99:1580-6.

[25] lung B, Garbarz E, Michaud P, Mahdhaoui A, Helou S, Farah B ET al. Percutaneous mitral commissurotomy for restenosis after surgical commissurotomy.The Am coll of card 2000; 35: 1295-302.

[26] Ben Farhat M, Betbout F, Gamra H, Maatouk F, Ayari M, Cherif A .l. Resultados da comissurotomia mitral percutânea com duplo balão num centro médico da Tunísia. Am J Card 1995; 76:1266-70.

[27] Pathan AZ, Mahdi NA, Leon MN, Lopez Cuellar J, Simosa H, Block

PC et al. A valvuloplastia mitral percutânea com balão é indicada em pacientes com reestenose mitral pós-VPM? J Am CollCardiol 1999; 34:49-54.

[28] lung, A NicoudHouel, O Fondard, H Akoudad, T Haghighat, E Brochet et al. Tendências temporais na comissurotomia mitral percutânea ao longo de um período de 15 anos. Eur Heart J (2004); 25 (8): 701-707.

[29] Vahanian A, Michel PL, Cormier B, Ghanem G, Vitoux B, Maroni JP et al. Resultados imediatos e a médio prazo da comissurotomia mitral percutânea. Eur Heart J 1991; 12 (suppl B): 84-9.

[30] Alfonso F ,Macaya C, Hernandez R, Banuelos C, Goicolea J, Iniguez A et al. Resultados precoces e tardios da valvuloplastia mitral percutânea para estenose mitral associada a regurgitação mitral leve. Am J Cardiol 1993; 71: 1304-10.

[31] Chen CR, Cheng TO. Valvuloplastia mitral percutânea com balão pela técnica de Inoue: um estudo multicêntrico de 4832 pacientes na China.Am Heart J 1995; 129: 1197-203.

[32] Padial R, Freitas N, Sagie A, JB. Newell, AE.Weyman, Robert A et al. A ecocardiografia pode prever quais pacientes desenvolverão regurgitação mitral grave após valvulotomia mitral percutânea. Journal of the American College of Cardiology1996; 27 (5): 1225-1231.

[33] Cannan CR, RA.Nischumira,GS.Reeder ,DR.Ilstrup,DR.Larson, DR.Holmes et al. Avaliação ecocardiográfica do cálcio comissural: um simples preditor de resultado após valvotomia mitral percutânea com balão. J Am CollCardiol 1997; 29:175-80.

[34] Mueller UK, Sareli P, Essop MR. Retração do folheto mitral anterior. Um novo preditor ecocardiográfico de regurgitação mitral grave após valvuloplastia com balão pela técnica de Inoue. Am J Cardiol 1998; 81: 656-9.

[35] Chiang CW, Hsu LA, Chu PH, Ko YS, Ko YL, Cheng NJ et al. Ecocardiografia transoesofágica multiplanar em linha para comissurotomia mitral com balão. Am J Cardiol 1998; 515-8.

[36] Padial LR, Abascal VM, Moreno PR, Weyman AE, Levine RA, Palacios IF. A ecocardiografia pode prever o desenvolvimento de regurgitação mitral grave após valvuloplastia mitral percutânea pela técnica de Inoue. Am J Cardiol 1999; 83:1210-3.

[37] Kang DH, Park SW, Song JK. Resultados clínicos e ecocardiográficos a longo prazo da valvuloplastia mitral percutânea. Comparação randomizada das técnicas de Inoue e de duplo balão. J Am Coll Cardiol 2000; 35:169-75.

[38] Ben Farhat M. Freedom restenosis after percutaneous double balloon mitral commissurotomy. Am Heart J 2001; 142:1072-9.

[39] Arora R , Kalra GS, Singh S , Mukhopadhyay S, Kumar A , Mohan JC et al.Percutaneoustransvenous mitral commissurotomy: Immediate and long-term follow-up results. Catheterization and Cardiovascular Interventions 2002; 55 (4): 450-456.

[40] Konka M, Chmielak Z, Ruzyllo, Hoffman P, W. Como prever o desenvolvimento de regurgitação mitral grave após comissurotomia mitral percutânea? Przegl Lek 2004:61(6):725-8.

[41] Hani Jneid, Ignacio Cruz-Gonzalez, María Sanchez-Ledesma, Andrew O. Maree, Roberto J. Cubeddu, Milton L. Leon et al mpact of Pre- and Postprocedural Mitral Regurgitation on Outcomes Alter Percutaneous Mitral Valvuloplasty for Mitral Stenosis. Am J Cardiol 2009; 104:1122-1127).

[42] Saaidi Imen, Factores preditivos e mecanismo de insuficiência mitral após dilatação mitral percutânea: estudo ecográfico de 150 casos. Tese da Faculdade de Medicina de Tunis: 2005;TO 235/2005.

[43] Julio C. Echarte M, Juan Valiente M. Regurgitação Mitral Grave Após Valvuloplastia Mitral Percutânea . Rev Argent Cardiol 2010; 78:222-227.

[44] Korkmaz S, Demirkan B, Güray Y, Yilmaz MB, Aksu T, §a§maz H .Resultados agudos e de seguimento a longo prazo da valvuloplastia mitral percutânea com balão: um estudo num único centro.Anadolu Kardiyol Derg 2011; 11: 515-20.

[45] Chauvaud S. Plasties mitrales: techniques chirurgicales; EMC techniques chirurgicales 42-532.

[46] Nobuyoshi M, Arita T, Shirai S, Hamasaki N, Yokoi H , Lwabuchi M et al. Percutaneous Balloon Mitral Valvuloplasty: A Review. Circulation 2009, Vol 119: 211-219.

[47] Acar C, Vahanian A, Grare P , Pascal P. Insuficiência mitral traumática após dilatação percutânea. Mecanismos e técnicas. Arch Mal cœur 1991; 84: 1529-34.

[48] Jneid, H., et al, Impact of pre-and postprocedural mitral regurgitation on outcomes after percutaneous mitral valvuloplasty for mitral stenosis. The American Journal of Cardiology, 2009. 104(8): pp. 1122-1127.

[49] Ritto D, Sutherland GR, Currie P, Starkey IR, Shax TRD. The comparative value of transoesophageal and transthoracic echocardiography before and after percutaneous mitral valvulotomy: a prospective study: Am Heart J 1993.125:1094110.

[50] Park SH, Kim MA, Hyon MS. As vantagens do guia transoesofágico-ecogardiográfico on line durante a valvuloplastia percutânea com balão. J Am SocEchocardiogra 200; 13: 26-34

[51] Predergast BD, Shaw TRD, Lung B, Vahanian A, Northridge DB. Conteporaryciteria para a seleção de pacientes para valvuloplastia mitral percutânea por balão. Heart 2002; 87: 401-4

[52] Sutaria N, Northridge DB, Shaw TRD. Significância da calcificação comissural no resultado da valvotomia mitral. Heart 2000; 84: 398-402.

[53] Akin M , Sagcan A, Nalbangil S .O valor preditivo do índice de movimento e espessura do folheto mitral na reestonose precoce após valvuloplastia mitral com balão. Tex Heart Inst J2004; 31: 251-6.

[54] Varma PK1, Theodore S, Neema PK, Ramachandran P, Sivadasanpillai H, Nair KK, Neelakandhan KS. Emergency surgery after percutaneous trans mitral commissurotomy: operative versus echocardiographic findings, mechanisms of complications, and outcomes. J Thoracic Cardio vasc Surg 2005; 130(3):772-6.

[55] Gross RL, Cunningham JN, Snively SL. Resultados a longo prazo da comissurotomia mitral radical aberta: estudo de acompanhamento de dez anos de 202 pacientes. Am J Cardiol 1981; 47:821-5.

[56] Reifart N, Nowak B , Baykut D, Satter P, Bussmann WD, Kaltenbach M. Valvuloplastia experimental com balão de válvulas mitrais fibróticas e calcificadas. Circulation 1990; 81: 1005-11.

[57] A Cequier, R Bonnan , J Crepeau J,Dethy M,I Dyrda, D Watters.Massive mitral regurgitation caused by tearing of the anterior leaftet during percutaneous mitral balloon valvuloplasty. The American Journal of Medicine; julho de 1988; volume 85:100-103.

[58] Wei T, Zeng C, Chen F,Wang C,Chen L, Chen Q et al .Influência da calcificação comissural nos resultados imediatos da valvuloplastia mitral percutânea com balão .ActaCardiol 2003;58:411-5.

[59] Agarwal BL, Kappor A, Singh R. A precisão preditiva da patologia comissural e o seu papel na determinação do resultado após valvotomia mitral com balão de Innoue. Indian Heart J2002; 54:39-45.

[60] Zaki AM, Kasem HH, Bakhoum S, Mokhtar M, El Naggar W, White CJ et al. Comparação dos resultados precoces do comissurotomo mitral metálico percutâneo com a técnica do balão de Inoue em pacientes com escores ecocardiográficos mitrais elevados. Catheter Cardiovasc Intervent 2002; 57:312-7.

[61] Vahanian A, Michel PL, Cormier B, et al. Resultados da comissurotomia mitral percutânea em 200 pacientes. Am J Cardiol 1989;63:847-52.

[62] Gerosa G1, Fracasso A, Guzzi G, Muneretto C, Thiene G, Casarotto D. Tratamento cirúrgico de emergência de rutura de válvula mitral incompetente após valvuloplastia percutânea. J Heart Valve Dis. 1993 Sep; 2(5):523-8.

[63] Chern MS, Chang HJ, Lin FC, Wu D. A utilização do cateter balão Inoue como mecanismo de rutura de cordas durante a valvuloplastia mitral com balão. Catheter Cardiovasc Interv. 1999; 47: 213-7.

[64] Carrillo X, Lopez-Ayerbe J, Ferrer E, Ruyra X. Cirurgia de Reparação da Válvula Mitral por Rutura Traumática do Músculo Papilar Anterolateral - Carta ao Editor. RevEsp Cardiol. 2008; 61(12):1355-65 .

[65] Acar C1, Jebara VA, Grare P, Chachques JC, Dervanian P, Vahanian A et al. Insuficiência mitral traumática após dilatação mitral percutânea: lesões anatómicas e implicações cirúrgicas. Eur J Cardiothorac Surg. 1992; 6(12):660-3; discussão 663-4.

[66] Gopalakrishnan A, Ganapathi S, Sivasubramonian S, Sivadasanpillai H. Rutura parcial do músculo papilar após valvuloplastia mitral percutânea sem regurgitação mitral. J Echocardiogr. 2016 ; 47: 213-7.

[67] Demirkol S, Unlu M, Balta S, Yuksel UC, Celik T. Rutura do músculo papilar antrolataral mitral num doente assintomático com estenose mitral após valvuloplastia mitral percutânea com balão. Echocardiography 2012 Oct: 29(9):E250.

[68] Acar G,Toprak C, Avci A, Afe SC, Esen AM. Rutura do músculo papilar póstero-medial após vavotomia percutânea com balão mitral. Echocardiography 2014 May: 31(5): E156-7.

[69] Giovanni Domenico Cresce, Alessandro Favaro , Augusto D'Onofrio,, Caterina Piccin, Paolo Magagna, Massimo Spanghero et al. Rutura pós-

traumática do músculo papilar anterolateral. Ann Thorac Surg 2009; 88: 1664-6.

[70] Kaul UA, Singh S, Kalra GS, Nair M, Mohan JC, Nigam M, et al. Regurgitação mitral após comissurotomia mitral percutânea transvenosa. J Heart Valve Dis. 2000; 9: 262-6.

[71] Kaul, U., et al, Mitral regurgitation following percutaneous transvenous mitral commissurotomy: a single-center experience. The Journal of Heart Valve Disease, 2000. 9(2): pp. 262-266, discussão 266-268.

[72] Varma PK1, Theodore S, Neema PK, Ramachandran P, Sivadasanpillai H, Nair KK et al.
Cirurgia de emergência após comissurotomia transmitral percutânea: achados operatórios versus ecocardiográficos, mecanismos de complicações e resultados. J Thorac Cardiovasc Surg. 2005 Sep; 130(3):772-6.

[73] Bonow RO, Carabello B, De Leon AC, et al. ACC/AHA Guidelines for the management of patients with valvular heart disease. Um relatório do American College of Cardiology/American Heart Association Task Force on Practice Guidelines. J Am CollCardiol 2006; 48:e1- 148.

[74] Nobuyoshi M1, Hamasaki N, Kimura T, Nosaka H, Yokoi H, Yasumoto H, et al. Indicações, complicações e resultados clínicos a curto prazo da comissurotomia mitral percutânea transvenosa. Circulation 1989; 80: 782-92.

[75] Herrmann HC, Ramaswamy K, Isner JM, Kaskuf R . Factores que influenciam os resultados imediatos, complicações e estado de seguimento a curto prazo após valvotomia mitral com balão de inoue: um estudo multicêntrico norte-americano.Am Heart J 1992 ;124: 1606.

[76] Cohen DJ, Kuntz RE, Gordon SP. Predictors of long-term outcome after percutaneous balloon mitral valvuloplasty. N Engl J Med 1992;

327:1329 -1331.
[77] Palacios IF. Técnicas de valvotomia com balão para estenose mitral. In: Robicsk F, editor. Cardiac Surgery. State of the Art Reviews, vol. 5.Philadelphia: Hanley and Belfus, 1991: 229 -38.
[78] Zhang L, Wei W, Yue XY, Shi ZG. O impacto da morfologia da válvula mitral no resultado a curto e longo prazo após valvuloplastia mitral percutânea com balão em pacientes com estenose da válvula mitral.ZhonghuaXinXue Guan Bing ZaZhi. 2011 Dec; 39 (12):1124-8.
[79] Garcia-CastilloA, TrevinoA. J, Ibarra M. Insuficiência mitral após valvuloplastia mitral com cateter-balão: sua incidência, fatores preditivos e prognóstico. Archivos de lInstituto de Cardiologiade Mexico1995; 65, no1, p: 39-47.
[80] Participantes do Registo de Valvuloplastia com Balão do Instituto Nacional do Coração, Pulmão e Sangue. Multicenter experience with balloon mitral commissurotomy: the NHLBI balloon valvuloplasty registry report on immediate and 30-day follow-up results. Circulação 1992; 85: 448-61
[81] Feldman T, Caroll JD, Isner JM. Effect of valve deformity on results and mitral regurgitation after Inoue balloon commissurotomy. Circulation 1992; 85: 180-7.
[82] Mattos C, Braga SLN, Esteves CA. Valvotomia mitral percutânea em pacientes com idade igual ou inferior a 18 anos. Resultados imediatos e tardios. Arq Bras Cardiol 1999; 73: 378-81.
[83] Reid CL, Chandraratna PAN, Kawanishi DT, Kotlewski A, RahimtoolaSH. Influência da morfologia da válvula mitral na valvuloplastia com cateter duplo balão em pacientes com estenose mitral. Análise dos factores que predizem os resultados imediatos e aos 3 meses. Circulation 1989; 80: 515-24.
[84] Krassuski RA,Warner JJ,Peterson G.Comparação dos resultados da

comissurotomia mitral percutânea por balão em pacientes com idade > 65 anos com os resultados em pacientes com idade < 65 anos.Am J Cardiol 2001;88:994-1000.

[85] Hung JS, Cherm MS, Wu JJ, Morgan Fu, Kou-Ho Yen, Yahn-Chyurn Wu et al. Resultados a curto e a longo prazo da cirurgia percutânea com balão por cateter

[86] Iung B, Cormier B, Berdah P, et al. É possível prever a regurgitação mitral grave após comissurotomia mitral percutânea? Teste de um modelo multivariado em 1514 casos. Circulation 1997; 96(suppl I): 204.

[87] Garbarz E, Iung B, Cormier B, Vahanian A. Critérios ecocardiográficos na seleção de doentes para comissurotomia mitral percutânea. Echocardiogaphy 1999; 16: 711-21.

[88] Lau KW, Hung JS. Impasse do balão: um marcador de doença subvalvular mitral grave e um preditor de regurgitação mitral na comissurotomia mitral percutânea transvenosa com balão de Inoue. Cathet Cardiovasc Diagn 1995; 35:310-9.

[89] Chen C, Wang X, Wang Y. Value of two-dimensional echocardiography in selecting patients and balloon sizes for percutaneous balloon mitral valvuloplasty. J Am CollCardiol 1989; 14: 1651-8.

[90] Rifaie O, Esmat I, AbdelrahmenM . Poderá um novo Score Ecocardiográfico prever melhor o resultado após Valvuloplastia Mitral Percutânea com Balão? Echocardiography 2009; 26: 119-127.

[91] Bezdah L, Drissa MA, Ksari R, Baccar H, Belhani H., Echocardiographic parameters predictive of immediate outcome of percutaneous mitral commissurotomy. La Tunisie Médicale 2007; 85: 479-484.

[92] Gross RI, Cunningham JN, Snively SL, et al. Resultados a longo prazo da comissurotomia mitral radical aberta: estudo de acompanhamento de dez anos de 202 pacientes. Am J Cardiol 1981; 47: 821-5.

[93] Sanati, H., et al, A resistência da válvula mitral determina as consequências hemodinâmicas da estenose mitral reumática grave e os resultados imediatos da valvuloplastia percutânea. Echocardiography. 2017;34:162-168.

[94] Reifart N, Nowak B, Baykut D, Satter P, Bussmann WD, Kaltenbach M. Valvuloplastia experimental com balão de válvulas mitrais fibróticas e calcárias. Circulation 1990; 81: 1005-11.

[95] Maaoqin S, Guoxiang H, Zhiyuan S, Luxiang C, Houyuan H, Liangyi S, et al. Resultados clínicos e hemodinâmicos da valvuloplastia mitral com balão em pacientes com estenose mitral complicada por hipertensão pulmonar grave. Eur J Intern Med 2005Oct; 16(6): 413-8.

[96] Wisenbaugh T, Essop R, Middlemost S, Skoularigis J, Rothlisberger C, Skudicky D, et al. Effects of severe pulmonary hypertension on outcome of balloon mitral valvotomy. Am J Cardiol 1992 vol 70: 823-5.

[97] S Pande, Surendra K. Agarwal, Aditya Kapoor, Sudeep Kumar. Implications of Left Atrial Size in Rheumatic Mitral Valve Disease Undergoing Mitral Valve Replacement (Implicações do tamanho do átrio esquerdo na doença reumática da válvula mitral submetida a substituição da válvula mitral). Heart, Lung and Circulation, Volume 20, Número 12, dezembro de 2011, Páginas 801-802.

[98] Hildick-Smith D J R, ShapiroLM. Valvuloplastia mitral com balão em idosos. Eur Heart J 2000; 83: 374-375.

[99] Palacios IF, Sanchez PL, Harell LC, Weyman AE, Block PC.Quais pacientes se beneficiam da valvuloplastia mitral percutânea com balão? O que é a valvuloplastia por balão? Variáveis pré e pós valvuloplastia que predizem o resultado a longo prazo. Circulation 2002; 105: 146571.

[100] Ignacio Cruz-Gonzalez, Maria Sanchez-Ledesma, Pedro L. Sanchez. Previsão de sucesso e resultados a longo prazo da valvuloplastia mitral percutânea: um escore multifatorial. The American Journal Of

Medicine (2009).

[102] T. Mailer, R. Petitclerc, J. Lesperance . Regurgitação mitral avaliada por eco-Doppler após valvuloplastia mitral percutânea. Circulation, vol. 80, no. 2, suplemento II, p16 (Resumo) 1989.

[103] Sancho M, Medina A ,Suarez J, Hernandez E, Pan M, Coello I et al. Factores que influenciam a progressão da regurgitação mitral após valvuloplastia transarterial com balão para estenose mitral.Am J Cardiol 1990;66:737-40.

[104] Cormier B, Vahanian A, Micel PL et al. Avaliação por ultrassom bidimensional e Doppler dos resultados da valvuloplastia mitral percutânea. Arch Mal Cœur 1989; 82: 185-91.

[105] Nobuyoschi, Hamasaki , Kimura T, Nasaka H , InouéK. Indicações, complicações e resultados clínicos a curto prazo da comissurotomia mitral percutânea transvenosa. Circulation 1989;80:782-92 .

[106] Abascal VM, Wilkins GT, Choong CY, Block PC, Palacios IF, Weyman AE. Mitral regurgttation after percutaneous balloon mitral valvuloplasty in adults Evaluation by pulsed Doppler echocardiogram.J Am Co Cardiol 1988: I1:257-263.

[107] McKay RG, Kawanishi DT, Rahimtoola SH. Valvuloplastia por cateter com balão da válvula mitral em adultos usando uma técnica de balão duplo. Resultados hemodinâmicos iniciais. JAMA 1987:257:1753-1761.

[108] Chen CR, Lo ZX, Hung ZD, Inoue KJ, Cheng TO. A experiência chinesa em 30 pacientes. Am Hearf J cardiovascSurg 19X4:87:39-402. 1988; 115:937-947.

[109] Seung-Jung Park, MD, Jae-Joong Kim, MD, Seong-Wook Park, MD, Jae-Kwan Song, MD, Phil, Young-Cheoul Doo, MD, e Simon Jong-Koo Lee, MD. Resultados imediatos e num ano da valvuloplastia mitral com balão utilizando as técnicas de balão de Inoue e Doube. Am J cardiol 1993; 71-938943.

[110] HermannH.C, Feldman T, Isner J.M, Bashore T, Holmes D.R, RothBaum D.A et al. Comparação dos resultados da valvuloplastia percutânea com balão em doentes com estenose mitral ligeira e moderada com os de estenose mitral grave. Am. J. Cardiol 1993; 71: 1300-1303.

[111] Inoue K., Hung J.S. Percutaneous transvenous mitral commissurotomy (PTMC): the far east experience. Text book of Interventional Cardiology Editado por TopolE.l. W.B. Saunders Company Philadelphia 1990 pp 887-895.

[112] Zaibag MA, Alkasab, Ribero PA , Alfagih MR.Percutaneous double balloon mitral valvulotomy for rheumatic mitral valve stenosis.Lance,1986;8484: 757-766.

[113] Jui-Sung Hung, Kean-Wah Lau, Ping-Han Lo, Ming-Shyan Chern, Jong-Jen Wu.Complicações da comissurotomia mitral com balão de Inoue: Impacto da experiência do operador e evolução da técnica. Am Heart J 1999; 138:114-21.

[114] Hernandez R, Macaya C, Banuelos C, Alfonso A, Goicolea J, IniGuez A et al. Preditores, mecanismos e resultados da insuficiência mitral grave complicando a valvotomia mitral percutânea com o balão de Inoue. Am J Cardiol 1992; 70:11691174.

[115] Tucuzu M, Block P, Palacios IF. Comparação da experiência precoce e tardia com valvulotomia mitral percutânea por balão. Am J Cardiol 1991; 17:1121-1124.

[116] Golbasi Z, Ucar O, Keles T. Aumento dos níveis de proteína C-reactiva de alta sensibilidade em doentes com doença valvular reumática crónica: evidência de inflamação contínua. Eur J Heart Fail 2002; 4:593 - 5.

[117] S. Harikrishnan , E. Rajeev, Jaganmohan A. Tharakan .Acute phase reactants predict mitral regurgitation following mitral valvuloplasty. Revista Internacional de Cardiologia; 112 (2006) 127.

[118] Hung JS, Chern MS, Wu JJ, Fu M, Yeh KH, Wu YC et al. Resultados a curto e longo prazo da comissurotomia mitral percutânea transvenosa por cateter-balão. Am J Cardiol 1991; 67: 854-62.

[119] Greutmann Met Silversides CK. O registo ROPAC: uma colaboração multicêntrica sobre os resultados da gravidez em mulheres com doença cardíaca. Eur Heart J.2013; 34: 634-5.

[120] Borna S, Borna H e Hantooshzadeh S. Pregnancy outcomes in women with heart disease. Int J Gynecol Obstet.2006; 92:122-23.

[121] Gamra H, Ben-Farhat M, Betbout F et al. Long term outcome of balloon mitral commissurotomy during pregnancy: A prospective physical and mental evaluation of babies. Euro Interv.2006; 2:302-9

[122] Ben Farhat M, Gamra H, Betbout Fet al. Comissurotomia mitral percutânea por balão durante a gravidez. Heart.1997; 77:564-7.

[123] Gupta A, Lokhandwala Y, Satoskar P et al. Valvotomia Mitral por Balão na Gravidez: Resultados Maternos e Fetais. J Am Coll Surg.1998; 187:409-15.

43.

[124] Esteves C, S. Munoz J, Braga S et al. Seguimento imediato e a longo prazo da valvuloplastia mitral percutânea com balão em grávidas com estenose mitral reumática. Am J Cardiol.2006; 98 :812-816.

[125] Grewal KS, Malkowski MJ, Pirasha AR et al. Efeito da anestesia geral na gravidade da regurgitação mitral por ecocardiografia transesofágica. Am J Cardiol 2000; 85: 199-203.

[126] Lei Q, Wei X, Huang K, Xie B. Folheto da válvula mitral anterior lacerado após valvuloplastia percutânea com balão, J Card Surg, 2017, 28-29.

[127] Nishimura et al. 2014/ACC Guideline for the Management of Patients With Valvular Heart Disease Journal of the American College of Cardiology 2014 by the American Heart Association, Inc, and the American

College of Cardiology Foundation Published by Elsevier Inc.

[128] Alec Vahanian. Diretrizes sobre a gestão da doença cardíaca valvular. European Heart Journal, 2012; 33: 2451-96.

[129] Bayya PR, Varma PK, Raman SP, Neema PK. Substituição de emergência da válvula mitral para regurgitação mitral aguda grave após valvotomia mitral com balão: fisiopatologia do colapso hemodinâmico e questões de gestão peri-operatória.

[130] Price LC, Wort SJ, Finney SJ, Marino PS, Brett SJ. Disfunção vascular pulmonar e do ventrículo direito em cuidados críticos de adultos: Opções actuais e emergentes para a gestão: Uma revisão sistemática da literatura. Crit Care 2010; 14: R169.

[131] Gerhardt MA, Booth JV, Chesnut LC et al. Disfunção aguda dos receptores beta-adrenérgicos do miocárdio após bypass cardiopulmonar em doentes com doença valvular cardíaca. Circulation 1998; 98: II275-II281.

[132] Chassot PG,Bettex D. Précis de anestesia cardíaca 2011: Capítulo 11.

[133] S. Chauvaud. Cirurgia das lesões adquiridas da válvula mitral: generalidades. EMC - Techniques chirurgicales-Thorax 2011:1-6 [Artigo 42-530].

[134] Gewal KS, Mallowski MJ, Pirascha et al. Efeito da anestesia geral na gravidade da regurgitação mitral por ecocardiografia transesofágica.Am J Cardiol 2000; 85:199-203.

[135] Jong-Won Ha, Namsik Chung, Byung-Chul Chang, Yangsoo Jang, Won-Heum Shim, Seung-Yun Cho e Sung-Soon Kim: Regurgitação mitral aguda devido a rutura de folheto após valvotomia com balão. Circulation 1998; 98:2095-2097.

[136] Abid Noomen. Os acidentes cirúrgicos da dilatação mitral percutânea. Tese de doutoramento em medicina 1994; Faculdade de Medicina de Tunis.

[137] Chauvaud S. EMC-Techniques chirurgicales thorax 2012 Volume 42 ; 532.

[138] Gonçalo F. Coutinho, Carlos Filipe Branco, Elisabete Jorge, Pedro M. Correia, Manuel J. Antunes.Mitral Valve Surgery after percutaneous mitral valvuloplasty.Is repair still feasible. European Journal of Cardio-Thoracic Surgery 47 (2015): 1-6.

[139] Nubyyoschi, Hamsaki N, Kimura T, Nasaka H, Inoué K. Indicações, complicações e resultados clínicos a curto prazo da comissurotomia mitral percutânea tranvenosa. Circulation 1989; 80: 782-92.

[140] Boussada R. Comissurotomia mitral percutânea com balão na estenose mitral: resultados imediatos e a médio prazo. Tese de Medicina Tunis 1990.

[141] Kotsuka Y1, Furuse A, Yagyu K, Kawauchi M, Takeda M, Hirata K. Substituição da válvula mitral após comissurotomia mitral percutânea transvenosa. Cardiovasc Surg. 1996 Aug; 4 (4): 530-5.

[142] Kaul UA, Singh S, Kalra GS, Nair M, Mohan JC, Nigam M et al :Mitral regurgitation following percutaneous transvenous mitral commissurotomy: a singlecenter experience. J Heart Valve Dis. 2000 Mar; 9(2):262-6; discussão 266-8.

[143] Howard C.Hermann MD, Joao A.C. Lima, Ted Feldman, Robert Chisholm, Jeffrey Isner, William O'Neill et al. Mechanisms ad outcome of mitral regurgitation after Inoue balloon valvuloplasty.JAC vo 122 N°3 . setembro de 1993;783-9.

[144] Akins CW, Miller DC, Turina MI, Kouchoukos NT, Blackstone EH, Grunkemeier GL et al. Diretrizes para a comunicação da mortalidade e morbilidade após intervenções nas válvulas cardíacas. Eur J Cardiothorac Surg 2008; 33: 523-8.

Índice

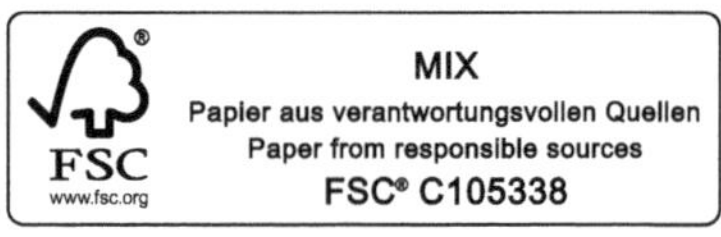

Printed by Books on Demand GmbH, Norderstedt / Germany